THE IMPORTANCE OF EX

돈 벌 생각 말고 아낄 생각

의료비 절약 프로젝트

지은이 **이화령**

AND SAVING YOUR MONEY

★★★★★

운동이라는 개념을 일반인이 쉽게 이해할 수 있도록 설명하고 개인에게 맞는 효과적인 운동을 쉽게 접근할 수 있도록 제시해 주는 책!

-삼성병원 스포츠 의학센터 운동사 서용곤-

예방의학사

미래 의료비 지출을 절약하기 위한 운동법

초판 1쇄 발행 / 2023년 03월 01일
저자 : 이화령, 이승연, 안성민, 백형진
인쇄 · 편집 : 금강기획인쇄(02-2266-6750)
ISBN : 979-11-89807-44-3

※ 잘못된 책은 구입하신 서점에서 교환해 드립니다.
※ 이 책은 저작권법에 의하여 보호를 받는 저작물이므로 무단 전재와 복재를 금합니다.

대표저자

이 화 령

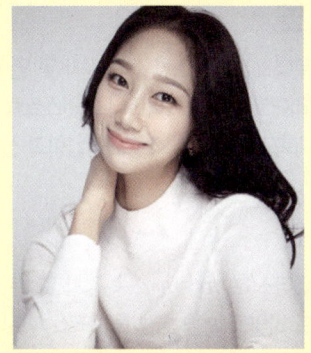

- LC Roders 대표.
- JW 메리어트 서울(반포) 호텔 트레이너.
- 한국체육대학교 수석 졸업 (운동건강관리 전공)
- 이화여자대 건강과학대학원 (보건관리학 석사)
- 건강운동관리사 자격 취득
- KACEP 전문운동사회 이사
- 대한운동사 협회 정회원
- 대한비만학회 평생회원
- NSCA(국제체력관리협회)회원

- 2017년 건양대학교 스포츠의학과 초청강사
- 2017년 서울시 도봉구청장배 바디빌딩 대회 Bikini Tall Top 3
- 2017년 WBC(World Body Comtest) 챔피언쉽 대회 Ms Bikini Tall Top 3
- 2017년 뷰티니스 스타 챔피언쉽 대회 SF Model Tall Top 4
- 2017년 뷰티니스 스타 챔피언쉽 대회 Beautiness Model Tall Top 5
- 2018년 데상트스포츠재단 스포츠 몬스터 프로그램 운동영상 모델
- 2019년 서울시 체육회 운동지도 영상 모델
- 2020년 강동구 비만아동 온라인 건강체력교실 담당
- 2020년 YouTube 라라의 바디터치 TV 메인 모델
- 2021년 엘씨로더스(LC Roders)브랜드 창설
- 2021년 '당신의 운동법은 안녕하십니까?', '릴리즈파이프 사용법' 책 저자
- 2021년 서울특별시 교육청 학교보건진흥원 비만캠프 운동 지도 담당자
- 2021년 삼성전자 DS 본부 사업장 임직원 근골격계 질환 근로자 운동처방상담 담당자
- 2022년 JW 메리엇 서울 호텔, 그랜드 하얏트 서울 호텔, 반얀트리 스파 앤 클럽, 코오롱 스포렉스, 탐 휘트니스 센터, 리프레쉬 클럽 '자가 근막 이완을 도와주는 릴리즈파이프 트레이닝' 교육 진행 담당자
- 2022년 한국열린사이버대학교 뷰티건강디자인학과 특임교수
- 2022년 엘씨로더스(LC Roders) 트레이너 양성과정 아카데미 대표 강사
- 2023년 대웅제약 힐리언스 코어센터 힐리언스 아카데미 프로그램 기획 연구원 및 강사
- 2023년 클래스 101 플랫폼 운동 분야 '미래 의료비 절약 운동법'강좌 강사

공동저자

이승연
- 엘씨로더스(LC roders) 소속 강사 및 연구원
- Jw메리어트 마르퀴스피트니스 인스트럭터
- 중앙대학교 체육대학 스포츠산업학과 전공

안성민
- 엘씨로더스(LC roders) 소속 강사 및 연구원
- 그랜드 하얏트 서울 호텔 올림퍼스 피트니스 클럽 인스트럭터
- 가천대학교 체육학부 태권도학과 전공

백형진
- Ph. D 의학박사, DO (Doctor of Osteopathy)
- 가천대학교 특수치료대학원 겸임교수.
- 동국대학교 산학협력단 겸임교수.

추천서

: '당신의 운동법은 안녕하십니까' 저서 추천의 글

　이 책은 운동 입문자부터 다양한 목적으로 운동에 참여하는 사람들을 지도하는 지도자들이 알아야 하는 기본 지식부터 셀프체크와 프로그램 제시까지 친절하게 다루고 있습니다. 많은 피트니스 책과 다소 어려운 이론서들과 달리, 이 책은 집필진이 전&현직 피트니스 선수이자 트레이너, 운동 전문가로서 독자들에게 운동법과 팁을 제시하였고, 그동안에 쌓은 경험과 노하우를 엿볼 수 있었습니다.

　이 책에서 말하는 바와 같이 미(美)와 건강을 위해 시작한 운동. 내 몸에 맞는 안전한 운동법이야말로 가장 좋은 운동처방이 아닐까 생각합니다.

건강한신체활동연구소
소장 **한 연 오**

　이화령 트레이너님의 노하우가 담긴 책의 출판되어 기쁩니다. 동네마다 자칭 운동 전문가들이 쏟아져 나오지만, 믿고 의지할 만한 분은 드뭅니다. 이화령 트레이너님이 쓰신 책을 만나고 건강관리에 대한 생각이 획기적으로 변했습니다. 주먹구구식으로 쓰여진 다른 책들과는 달리 한편의 논문을 보는 것 같았습니다. 이 책을 통해서 많은 분들이 저처럼 도움을 받으시길 기대합니다.

대한변호사협회 상임이사
변호사 **전 민 우**

추천서

다양한 스포츠와 운동을 즐기면서 크고 작은 부상을 달고 산 사람으로서, 운동의 의미에 대해 고민하던 차에 우연히 이 책을 접하게 되었습니다. 이 책은 단순히 기능이나 심미 위주의 운동관에서 '지속 가능한 운동'으로의 발전에 대해 생각할 수 있는 책인 것 같습니다. 저와 같이 운동과 부상의 딜레마에 놓인 분들께 강력 추천합니다!

한국보훈복지의료공단 중앙보훈병원 치과의사
이 종 훈

서퍼로서 오래 느꼈던 통증 부분 그리고 그걸 케어하는 부분에서 고민이 많았던 사람입니다. 이 책은 자연스레 그 고민을 해결할 수 있도록 운동 동작을 따라 할 수 있게 만들어 주네요. 지금 서핑샵에 손님이 왔는데에도 팔을 올리고, 다리 올리며 계속 동작을 따라 하고 있습니다. 은연중에 손님에게도 그 운동을 권하게 되는 책이네요! 가만히 읽어보면서, 손쉽게 운동 동작들을 나도 모르게 따라 하게 되는 책입니다!

포항 서퍼시티
반 샘

헬스장 트레이너들한테 배울 수 없는 깨알 같은 팁과 노하우를 통해 제 몸에 귀를 기울이게 되었습니다. 무엇보다 이 책을 읽고 난 후, 운동을 더욱 즐겁게 할 수 있게 되었습니다! 운동을 좋아하지만 크고 작은 근육통에 시달리시는 분, 열심히 운동해도 몸에 변화가 없는 분들에게 추천드립니다.

코인 베이스 QA담당자
김 형 균

추천서

운동 시 부상으로 병원을 찾는 사람들이 많습니다. 저 또한 바디프로필을 찍으면서 발생한 왼 무릎 통증으로 운동을 중단한 지 한 달째, 운태기로 고민하던 찰나 접하게 된 이 책 덕분에 내 운동의 문제가 무엇인지, 앞으로 어떻게 보완해나가면 되는지 알게 됐습니다. 아름답고 건강한 몸을 위해 등한시 했던 운동 시 통증을 완화하고 예방할 수 있는 기본지침서를 찾는 사 람들에게 추천합니다!

순천향대학교 서울병원 정형외과 간호사
박 현 선

건강한 삶은 건강한 신체에서 비롯된다는 유명한 말처럼, 워라벨 (Work-Life Balance)은 건강하고 바른 몸을 만드는 것에서부터 시작됩니다. 방대한 정보의 홍수 속에서 무엇을 어떻게 시작하고 지속해야 하는지 막막함을 느끼는 현대인들에게 이 책은 나에게 맞는 올바른 운동법을 알려주는 지침서이자, 나아가서는 행복한 삶을 영위하게 해주는 좋은 스승이 될 것입니다. 건강하고 행복한 삶을 꿈꾸는 이들에게 반드시 필요한 도서라고 생각합니다. 이화령 트레이너의 첫 번째 저서를 응원합니다!

무용강사
이 선 재

하루 8시간 이상 앉아 근무를 하다 보면 자세가 나빠지고 건강이 나빠짐을 느끼곤 합니다. 다양한 운동을 해봐도 통증은 악화될 뿐이었던 때, 운동을 하는 게 전부가 아니라 정확히 내 몸을 이해하고 운동하는 방법을 알게 해준 책입니다. 이 책에 나오는 운동법을 일상에서 습관화한다면 평생 건강한 몸을 유지할 수 있을 거란 기대가 됩니다.

SK주식회사 6년 차 개발자
임 현 진

추천서

운동법에 대한 무수한 방법이 쏟아지는 지금 갈피를 못 잡고 길을 잃은 '당신'을 위한 책. 현란한 감언이설 없이 운동에 대한 기초지식부터, 다치지 않고 즐겁게 평생 운동을 할 수 있는 방법이 '작가[=화령=Stella]'의 오랜 내공이 녹아들어 누구나 쉽게 이해하고, 따라 할 수 있는 가이드북.

연세대원주세브란스 병원 의사
박 창 훈

운동 방법을 모르는 사람들에게 꼭 필요한 도서이다. 정말 건강한 나의 몸을 만들고 싶다면 운동 시작하기 전 추천하고 싶다. 몸의 중요한 부분들이 휘면 어떠한 일들이 생겨나고, 어떻게 하면 휘어져 있는 부분들을 정상적으로 돌릴 수 있는지를 알려주는 책이다.

KLPGA 골프 프로
이 진 주

운동을 잘 몰랐을 때 다이어트용으로 닥치는 대로 했었다. (복싱, 필라테스, 플라잉 요가 등) 이 책은 그런 나를 들여다보고 스스로 체크하며 '건강을 위해서'하는 운동을 할 것을 강조함에 있어 다른 책들과 차별성이 있다. 이 책을 통해 내게 필요한 운동을 찾게 되었던 것처럼, 이화령 트레이너의 진심 어린 외침이 다른 분들에게도 닿아 도움이 되기를 바란다.

(주)오뉴오니 대표
김 나 연

출산을 하기 전엔 그저 다이어트로만, 그리고 그저 인생에 있어 꼭 해야 할 숙제로만 다가왔던 운동이 출산 후에 훨씬 즐거워졌는데 그 이유를 이 책에서 깨달을 수 있었다. 지도자의 중요성, 내가 일전에 홈트를 더 열심히, 더 꾸준히 했음에도 놓치고 있었던 것들. 이 책은 나의 궁금증 해소, 나의 목적과 현재 상태에 맞는 운동 체크 등 운동에 대한 시행착오를 줄일 수 있게 해주는 너무 좋은 책이다.

MICE 업계 종사자, 워킹맘
김 새 희

추천서

　이화령 작가의 체육인으로서 다양한 경험과 트레이너로서 쌓아온 노하우 그리고 다방면의 심도 있는 연구를 토대로 쌓아온 운동에 대한 열정 곧 사람에 대한 사랑과 열정이 챕터 하나하나에 잘 느껴집니다. 팬데믹 시대, 정보의 쓰나미 시대에 한 번은 누군가 콕 집어 이야기했어야 할 지금! 현시대에 맞는 운동의 정의와 목적에 대해 너무나 좋은 내용들과 운동법이 유용하고 이해하기 쉽게 구성되어 있어 건강과 운동, 자기관리에 관심 있는 누구에게나 추천하고 싶은 책입니다.

세계 최초 WFF 월드 챔프 3연패 피트니스비키니프로
홍 유 리

　운동은 무엇이라고 생각을 하는가? 어떠한 운동이 나에게 맞는가?라는 질문에 대한 답을 얻기 위해서 많은 사람들이 고민을 하는 것 같습니다. 이 책은 운동이라는 개념을 일반인이 쉽게 이해할 수 있도록 설명하고 있으며 개인에게 맞는 효과적인 운동을 쉽게 접근할 수 있도록 제시해 주는 서적이라고 생각을 합니다. 많은 사람들이 이 책을 통해 운동에 대해 다시 한번 생각해 볼 수 있는 기회가 될 것 같습니다.

삼성병원 스포츠 의학센터 운동사
서 용 곤

　현장에서 이뤄지는 다양한 트레이닝을 과학적인 정보를 바탕으로 담아냈습니다. 바른 운동과 정확한 운동을 하려는 사람들께 이 책을 권장합니다. 이 책을 통해 독자들이 독이 아닌 약이 되는 운동을 하길 바랍니다.

강릉원주대학교 체육학과 교수
김 용 환

추천서

"그렇게 운동하려거든 차라리 하지 마라"라고 외치는 작가의 선한 마음이 담겨 있다. 부상 없이 평생 운동을 지향하는 모든 이들에게 올바른 운동 방향성을 제시하고, 운동에 대한 인식도 바꿔줄 수 있는 책이다.

수학 강사
제 이 슨

무슨 운동을 어떻게 하는지에 대한 정보는 쉽게 접할 수 있습니다. 그런 세상에 살고 있어요. 하지만 그 운동을 "왜" 해야 하는지 알려주는 곳은 많지 않습니다. 왜가 분명하면 부상을 방지하고, 운동 효과도 높일 수 있어요. 운동 티칭을 업으로 하는 분들, 그리고 부상 없이 운동하고 싶은 분들에게 이 책을 권합니다.

"하고들 있네(Doing people)" 페이지 대표
박 찬 욱

"허리 통증으로 시작하여 10년 이상 운동을 배우며 터득했던 원리들이 고스란히 녹아 있는 책. 10년 전에 읽었다면.. 어땠을까?"

현대자동차 특허담당 책임
김 용 훈

추천서

　전직 엘리트 선수를 서포트하는 트레이너로서 항상 경기력 향상에 요하는 부분만 운동을 지속적으로 시키는데 그러다 보면 부상이 일어나기 마련입니다. 이 책에는 어떻게 하면 신체의 균형 및 편측 운동에 대한 주의점 등을 인식할 수 있는지, 그리고 건강하고 다치지 않게 운동을 하려면 어떻게 해야 하는지에 대하여 다양한 방식으로 잘 설명되어 있습니다. 초보자들부터 운동선수까지 운동을 좋아하는 분이라면 꼭 읽어야 할 책이라고 생각합니다.

전직 리듬체조 국가대표팀 선수 트레이너 및 현 필라테스 강사

정 비 라

머리말

의료비 절약을 위해 하는 운동이란 무엇인가?

통계청 자료 공유 플랫폼 KOSIS에 들어가, '2022년 10월 기준 연령별 경제활동인구 총괄 통계자료'를 찾아보았다. 20세 이상 59세 이하에서는 약 80%가 경제 활동에 참여한다고 한다. 그러나 60세 이상 지표에서 바로 47.1%로 결제 활동 참가율이 감소한다. 이유가 무엇일까? 은퇴도 있을 것이고, 노화도 있을 것이다.

2017년 1인당 보건 지출 비용은 달러로 약 2,925.9달러, 즉 한화로 391만원,(이해 쉽도록 2018, 2019년의 1인당 보건 지출 비용은 한화로만 표기하겠다.) 2018년도와 2019년도에는 추계 결과에 따르면 2018년에 약 432만원, 2019년도에 약 604만원을 지출되었다고 한다. 즉, 점점 1인당 보건 지출 비용이 증가되는 추세임을 알 수 있다. 이때 1인당 평생 의료비는 그럼 얼마나 우리가 쓴다고 예측할 수 있을까? 조금 오래된 자료지만, 2013년 기사를 인용해 보자면 남성은 1인당 1억 177만원을, 여성을 1인당 1억 2,332만원을 쓴다고 한다. 놀라운 금액 아닌가?

기사를 조금 더 살펴보면, 65세 이후 지출이 50.5%, 여성이 55.5%로 증가한다고 한다. 우리가 60세 이상일 때 경제활동 참여율이 줄고, 65세 이상일 때 의료비 지출이는 사실을 마주해야 한다. 즉, 65세 이후부터 지출될 의료비를 아주 대략적으로 1년에 600만원씩만 아낀다 하여도, 85세까지 20년 동안 1억 2000만원을 절약할 수 있는 것이다.

우리가 여기서 생각해야 할 점은 '65세 이후 남성은 생애 의료비 80% 이상을 뇌혈관질환, 치매에 쓰고, 여성은 생애 의료비 80% 이상을 고혈압성질환, 심장질환에 쓴다는 것이다. 이 네가지 질환은 모두 운동으로 예방이 가능하다는 사실을 알고 있는가?

*출처 '한국인 1인당 평생의료비 1억 넘었다.; 기사_ 한겨례 김양중 의료전문기자

머리말

먼저 심장질환을 운동으로 예방 가능한지 알아보자. '노인들의 운동 중재가 심혈관질환 위험요인에 미치는 효과에 대한 메타 분석' 결과에 따르면, 중재 방법에서는 복합운동, 유산소운동, 저항운동 모두가 효과를 보여주었으며, 중재 강도도 점진적 강도와 동일 강도로 동일한 효과를 보유한다고 한다. 또한 국내 노인들을 대상으로 운동 참여하는 심혈관질환 위험요인을 개선하는 효과를 보여주었다고 한다. 이는 즉, 운동으로 심혈관질환 예방이 가능한 것뿐만 아니라, 치료에도 효과를 기대할 수 있다는 얘기다.

두 번째로 치매를 운동으로 예방하거나 치료할 수 있는지 알아보자. '치매예방 프로그램에 대한 체계적 문헌고찰'자료에 따르면, 운동프로그램이 치매 예방 프로그램에 전체 29편 중 11편으로 약 37.9%를 차지한다고 한다. 치매는 아직까지 무엇이 정확한 치료법이고 예방법이라고 의료계에서 나온 결론이 없는 질병인 만큼, 다양한 각도에서 접근하는 방법 중 현재까지 무엇을 가장 많이 쓰느냐를 보는 것이 중요하다. 그런데 37.9%가 운동을 쓰고 있다는 건 그만큼 많은 학자들과 전문가들이 치매 예방 및 치료에 운동이 도움을 줄 수 있다고 생각하는 것이다.

세 번째로 고혈압 질환에 대해 알아보자. '집단 걷기 운동이 고혈압 환자의 신체적 건강에 미치는 효과.'에 대한 논문 결과를 살펴보면, 'The group walking exercise program lowered weight, obesity, blood pressure, and cholesterol.'이라고 나와있다. 걷기만으로도 고혈압의 위험요인인 체중, 혈압, 콜레스테롤을 줄일 수 있다는 이야기인데, 여기서 필자가 중요하게 집고 넘어가고 싶어 하는 부분은 이 부분이다. 우리가 거창한 운동을 해야 의료비 절감을 할 수 있는 것이 아니라는 점, 단순한 걷기만으로도 고혈압을 예방할 수 있다는 점, 이 부분만 책 서두에서 독자분들이 머릿속에 넣어가셔도 책에 모든 내용을 쉽게 따라가실 수 있으리라 믿는다. '어려운 운동보단 쉬운 운동을 꾸준히' 이는 필자가 이야기는 모든 운동에서 적용되기 때문이다.

마지막으로 뇌혈관 질환과 운동의 관계를 알아보자. '노인들의 인지 기능 저하 및 뇌 질환 예방을 위한 규칙적 유산소 운동의 효과.'관련 논문을 보면 '규칙적인 운동은 건강한 노인뿐만 아니라 뇌

머리말

질환자의 인지 기능을 발달 시키며, 뇌 질환을 예방하고, 뇌 질환자의 삶의 질에도 긍정적인 역할을 한다.'고 한다.

즉, 노인들뿐만 아니라 뇌 질환을 조심하고 싶은 모든 사람들에게 운동의 효과는 해당된다는 말인데, 이는 즉, 60세 이상에서 경제활동 참여율을 늘려 돈 주머니를 마르지 않게 하고 싶은 사람, 65세 이상에서 의료비 지출로 경제의 난을 경험하고 싶지 않은 사람에게 너무 필요한 말 아닌가?

여태까지 통계자료로 보았을 때 우리나라 남성과 여성이 생애 주기 의료비 80%를 쓰는 질환들은 모두 운동으로 예방과 치료가 가능하다. 필자라면 이러한 상황을 직시하고, 부업을 하며 내 돈주머니를 지금 늘려가는 것도 좋지만, 젊은 나이부터 건강을 관리하고, 나이 들었을 때 아플 확률을 낮추며, 돈주머니를 지킬 계획도 할 것이다.

본 책은 의료비 절감에 필요한 운동을 어떻게 해야 할지 방법을 소개 책이다. 본론에 들어가기 전, 서두에 이렇게 장황하게 운동이 의료비 절감에 필요하다는 이야기를 한 만큼, 본론은 진정 어떤 운동을 해야 하는 가에 초점을 맞춰 내용을 채워 나갈 예정이다.

필자의 첫 번째 책인 '당신의 운동법은 안녕하십니까' 내용을 토대로 본 책 또한 많은 사람들이 건강한 생활을 영위하는 데에 많은 도움이 되길 바란다.

Contents

추천서	05
머릿말	12

1. 의료비 절감을 위해서 운동을?

- 1-1. 어떤 운동을 해야하는가?   19
- 1-2. 진통제와 근본 치료의 차이   21

2. 운동을 하는데 왜 더 아프고 통증이 생기는가?

- 2-1. 착한 근육통과 나쁜 근육통   33

3. 나를 제대로 알아야 의료비 절감 현실화된다.

- 3-1. 나의 체형 알아보기   51
- 3-2. 나에게 맞는 운동과 스트레칭 알아보기   55
- 3-3. 관절 건강 알아보기   65
- 3-4. 관절 건강 회복을 위한 운동과 스트레칭   82

4. 통증없는 삶을 위한 운동법

- **4-1. 건강한 운동의 시작**   123
  - 노동과 운동의 구분
  - 타이트한 근육 이완하기
  - 준비운동과 필수 운동
- **4-2. 똑똑하게 운동하는 방법**   156
  - 운동면에 따라 달라지는 움직임 이해하기
  - 제일 중요한 정리운동

5. 의료비 절감을 위한 셀프 운동 꿀 Tip

- 5-1. 거울보고 운동하지 마세요   171
- 5-2. 이렇게, 나의 운동하는 모습 확인하세요   173
- 5-3. 막대기 활용하기   175
- 5-4. 요가블럭 활용하기   180
- 5-5. 골반 균형 셀프로 맞추는 스트레칭법   184
- 5-6. 건강한 어깨 만드는 셀프 운동법과 스트레칭법   186
- 5-7. 자가이완도구 활용법 꿀 Tip   191

01
의료비 절감을 위해서 운동을?

1. 의료비 절감을 위해서 운동을?

2. 운동을 하는데 왜 더 아프고 통증이 생기는가?

3. 나를 제대로 알아야 의료비 절감 현실화된다.

4. 통증없는 삶을 위한 운동법.

5. 의료비 절감은 위한 셀프 운동 꿀 Tip

:01 의료비 절감을 위해서 운동을?

1-1. 어떤 운동을 해야 하는가?

　의료비 절감을 위해 운동을 해야 한다니, 우리에게 운동이란 다이어트하는데 혹은 바디프로필 찍기 위해 필요한 것 아니었나요? 운동이라면, 열심히 땀 흘리고, 무게를 많이 짊어지고 하는 운동들이 떠오르실 것입니다. 여러분에게 저는 운동의 정의부터 다시 말씀드리고 싶습니다.

　실제 운동엔 땀 흘리지 않고, 또는 많은 힘을 들이지 않고 할 수 있는 운동들도 있기 때문입니다. 스트레칭이 바로 그 한 예시가 될 수 있겠네요. 스트레칭만 잘 해도, 즉 유연성만 잘 키우고 유지해도 건강수명이 10년이 는다는 연구결과가 있습니다. 가벼운 걷기는 어떨까요? 가벼운 걷기의 효능은 많은 뉴스나 기사 글을 통해서 여러분들도 알고 계실 것입니다.

　의료비 절감을 위한 운동, 여기서 운동은 정말 아무나 쉽게 할 수 있는 운동들도 포함이라는 이야기를 저는 이 책에서 꼭 드리고 싶습니다. 노인도 아이들도 모두 할 수 있는 그런 실천이 쉬운 운동들 말이죠.

　단지 가벼운 걷기와 스트레칭으로도 의료비 절감을 할 수 있다면, 그래서 오래 경제활동을 할 수 있는 건강한 몸을 가질 수 있게 된다면? 저는 안 하는 것이 무조건 손해라는 생각이 듭니다.

의료비 절감을 위해서 운동을?

21세기를 사는 우리는 100세, 어떤 누군가는 150세를 살 수 있다고 합니다. 우리가 평균 수명이 늘어난 만큼, 오랫동안 써야 할 우리의 관절, 인대, 건, 근육을 소중히 다루고 올바로 사용해야겠다는 생각은 21세기를 사는 우리에게 선택이 아닌 필수가 될 수 있죠.

'노화' 피해 가지 못한다면 저희 함께 최대한 건강한 운동 습관으로 늦춰 보며, 노년을 건강하게 보내봅시다. 가벼운 운동 실천을 통해 말입니다. 의료비 절감을 위한 운동에는 위에서 설명드렸다 싶이 '하루에 30분 걷기 방법'이 정답이 될 수 있고, '하루에 30분 스트레칭하는 방법'도 정답이 될 수 있습니다. 본인이 꾸준히 실천할 수 있는 가벼운 운동부터 시작하십시오.

사실 트레이너도 몸을 사용하는 노동직입니다. 몸이 많이 닳죠. 운동을 과하게 하는 것도 활동 산소를 많이 만들어 노화를 촉진 시킨다죠? 그래서 더 남들보다 빨리 깨달았던 것 같습니다. 여기저기가 더 많이 아프기 전에 바르게 몸을 써야겠다고 말이죠. 그래야 안 아플 제 몸을 오래가질 수 있고, 그래야 제 밥벌이인 몸쓰는 노동직도 오래 할 수 있을 테니까요. 다음 챕터 부터는 보다 자세히 어떤 운동을 해야 하는 지에 대하여 알려드리겠습니다.

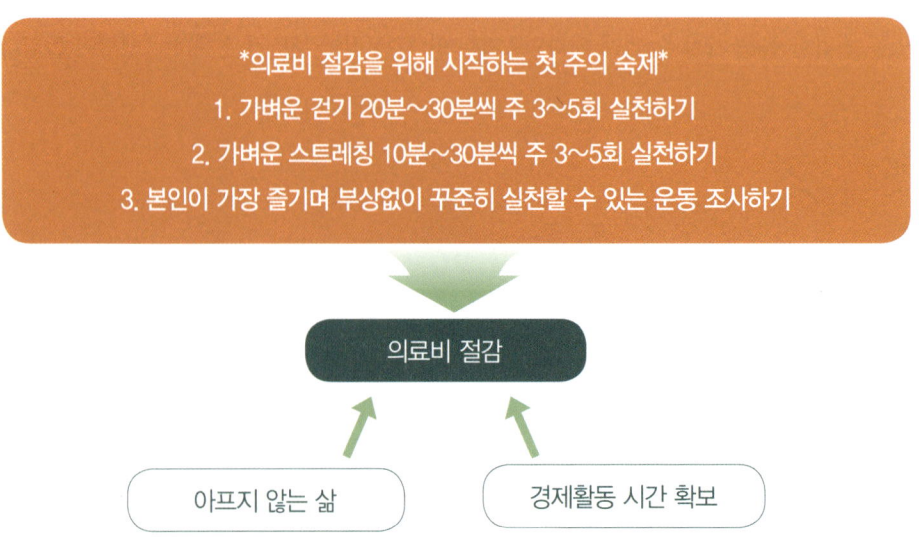

의료비 절감을 위해서 운동을?

1-2. 진통제와 근본 치료의 차이

꾸준히 할 수 있는 가벼운 운동도 의료비 절약에 도움이 된다는 것을 여러분은 이제 아셨습니다. 그렇다면 여러분은 이제 조금 더 자세한 것에 물음표를 던지실 것입니다. '노화를 늦추기 위해서 하는 운동이 무엇이 있을까?'

'노화를 늦추기 위해서'하는 운동은 세 가지로 나눕니다. 첫째, 통증이 있거나 불편한 곳을 원활하게 사용하는 운동. 둘째, 원활하게 움직이는 내 몸을 더 기능적으로 높이고, 활용도를 높게 만드는 운동. 셋째. 미래에 다치지 않고, 아프지 않기 위한 운동. 만약, 여러분이 살을 빼고 애플힙을 가지는 것에 관심이 있어 운동을 한다면, 여러분은 몸매를 유지하며, 대사성 증후군에 걸릴 위험도를 떨어뜨리기 때문에[6], 위 세 가지 운동 중 셋째 '미래에 다치지 않고, 아프지 않기 위한 운동'에 목표를 두며 '건강을 위해서' 운동하는 집단에 속하는 것입니다.

> 〈노화를 늦추기 위해서 하는 운동〉
> 첫째, 통증이 있거나 불편한 곳을 원활하게 사용하는 운동.
> 둘째, 원활하게 움직이는 내 몸을 더 기능적으로 높이고, 활용도를 높게 만드는 운동.
> 셋째, 미래에 다치지 않고, 아프지 않기 위한 운동.

'당신의 운동법은 안녕하십니까?'에서 들었던 건강해지기 위해서 하는 운동법과 동일하죠. 이번에도 저는 사람마다 순서만 조금씩 다를 뿐, 결국 이 세 가지 '노화를 늦추기 위한 운동' 종류는 모두 연결되어 있음을 여러 예시를 들어 설명해 드리며, 세 가지 종류가 모두 채워져야 진정한 효율적인 건강 운동법이 된다는 점을 말씀드리고 싶습니다.

첫 번째 예로 A라는 사람이 '통증이 있거나 불편한 곳을 원활하게 사용하는 운동'에 관심이 없을 정도로 몸이 건강하며, '내 몸을 더 기능적으로 높이고, 활용도를 높게 만드는 운동'에는 관심이

의료비 절감을 위해서 운동을?

없다고 가정해 봅시다.

즉, A는 건강을 위한 운동 종류 중 세 번째 '미래에 다치지 않고, 아프지 않기 위한 운동'에만 목표가 있는 것이지요. 그런데, 아이러니하게도, 애플힙을 만들면 자연스럽게 몸의 움직임에 중요한 역할을 하는 엉덩이 근육이 발달되며, 몸을 더 잘 쓸 수 있게 되어, 두 번째 '내 몸을 더 기능적으로 높이고, 활용도를 높게 만드는 운동'을 하는 것을 자연스럽게 충족시키게 됩니다. 물론 상체 운동을 복합적으로 들어갔다고 가정해야 완벽하게 충족되는 것입니다.

즉, A는 건강을 위한 운동 종류 중 세 번째 종류만을 위해 운동을 하였지만, 지속적인 움직임을 통해 모든 몸을 원활하게 움직이며, 애플힙 만드는 운동을 통해 내 몸을 더 기능적으로 높이고, 미래에 다치지 않을 몸을 만들게 되어 건강을 위한 운동 종류 세 가지를 다 달성하게 됩니다.

두 번째로, B라는 사람을 예로 들어보겠습니다. B라는 사람은 통증이 있거나 불편한 곳을 원활하게 사용하는 운동을 필요로 해서 트레이너를 찾아왔습니다. 운동을 열심히 해 불편한 곳을 원활하게 사용하면 보통의 사람들은 '이제 몸을 아프지만 않게 가 아니라 잘 움직일 수 있게 해주세요.'라고 합니다. 즉, 자연스럽게 몸의 기능을 높이는 운동을 하며, 미래의 다치거나 아플 위험도를 낮출 운동을 하게 됩니다.

세 번째 예로, 움직이는 내 몸을 더 기능적으로 높이고, 활용도를 높게 만들고 싶은 C라는 사람이 운동을 하고 싶어 트레이너를 찾아온(보통 선수들의 케이스가 될 것 같습니다) 경우라고 가정해도 마찬가지입니다. 부상의 위험도가 높지 않도록 안전한 방법으로 신체 움직임을 만들며 기능을 높이는 운동을 하다 보면, 원하지 않아도 '미래에 다치지 않고, 아프지 않기 위한 운동'을 충족시키는 과정을 밟게 됩니다.

즉, 운동을 하고 싶어 저를 찾아오시는 많은 분들을 통해 운동 효과는 개인에 따라 어떤 요소가

의료비 절감을 위해서 운동을?

먼저 자극이 되냐일 뿐, 모두 엮여 있다는 것을 알 수 있었습니다. 그러므로 저는 노화를 막기 위해 해야하는 운동은 '통증 없는 신체 움직임'을 만들며 '신체의 움직임 기능'을 향상시키고, '앞으로 다치거나 아플 확률을 낮추도록 도움을 주는 운동'이어야 한다고 말하고 싶습니다.

여기서 꼼꼼하신 분은 아마 '건강을 혹은 노화를 막기 위해 하는 운동이었지만 저 3가지 종류를 모두 충족시키지 못할 상황'은 없는지 질문을 하실 수 있을 것입니다. 맞습니다. 세 가지 요소 중 너무 한 가지 요소만을 집요하게 추구하게 되면 '건강을 위해 하는 운동이 통증이 있거나 불편한 곳을 원활하게 사용하는 운동, 내 몸을 더 기능적으로 높이고, 활용도를 높게 만드는 운동, 그리고 미래에 다치지 않고, 아프지 않기 위한 운동' 이 세 가지를 모두 충족할 수 없게 되는 상황이 됩니다. 예를 들면 운동량이 너무 적은 비만 아동이 활동량을 늘리고자 야구를 하는데, 투구 시 어깨 안정화 운동이나 도루를 할 때 필요한 고관절 움직임에 관여하는 기능 운동이 부재하고 야구 동작 관련 운동만 집중적으로 진행하여 부상이 야기되는 것과 마찬가지죠. 물론, 요즘은 야구 동작 관련 운동만 하지 않고 부상 예방 능력이 선수 실력에도 포함되어 부상 예방 운동 또한 진행합니다만, 예로 설명해 드리자면 해당 경우가 건강을 위해 운동을 하였지만 세 가지 건강을 위한 운동의 종류를 모두 다 충족 못 시키게 되는 상황이 되는 것입니다.

의료비 절감을 위해서 운동을?

'통증이 있거나 불편한 곳을 원활하게 사용하는 운동' 또한 어깨가 아파 해당 운동에만 집중하여 운동 프로그램을 진행한다면, 다리 근력은 떨어지고 전체적인 신체 기능은 떨어져 세 가지 건강을 위한 운동 종류를 모두 다 충족 못 시키게 되고, 힙 업(Hip up) 혹은 넓은 어깨에만 집중하여 중요한 근육만 훈련하는 경우에도 해당 경우에 포함되게 됩니다.

필자는 여기서 지도자 역할의 중요함을 언급하고 싶습니다. '통증이 있거나 불편한 곳을 원활하게 사용하고 싶어' 해당 운동을 하고자 지도자를 대상자가 찾아왔다 하더라도 해당 운동 외로도 대상자의 건강을 위해 프로그램 구성 시 타 부위 운동도 복합적으로 구성할 수 있어야 하고, '힙 업 (Hip up) 혹은 넓은 어깨를 만들고 싶어' 대상자가 지도자를 찾아왔더라도 대상자의 각 관절 기능 상태, 체형, 그리고 움직임 습관 형태를 파악하여 보이는 근육 외에도 대상자의 부상 예방을 위한 근육훈련을 포함하여 프로그램을 구성할 수 있어야 할 것입니다.

위의 예에서도 운동량이 너무 적은 비만 아동이 활동량을 늘리고자 야구를 시작하였을 때 부모는 해당 아동의 단순 활동량을 증가시키고자 야구를 보낸 것인데, 지도자가 해당 아동의 비만 특성을 고려하지 못하고, 정말 '야구 수업'에만 집중할 경우 발생할 수 있는 상황이었습니다. 현실적으로 지도자가 너무 많은 아이들을 한꺼번에 지도하는 단체 수업에서는 그만큼 개개인의 역량 강화 시 해당 컨디션을 조절해 주기는 어렵겠지만, 그럼에도 불구하고 필자는 '건강을 위한 운동'을 할 경우에 지도자가 있다면, 그만큼 지도자의 역할이 중요함을 강조하고 싶습니다.

그럼 이제 '지도자가 없다면' 그리고 '3가지의 종류의 건강을 위한 혹은 노화를 방지하기 위한 운동을 모두 충족시키며 할 경우'의 본론으로 들어가 보겠습니다.

이번 장의 제목은 '진통제와 근본 치료의 차이'입니다. 만약 내가 아프고 현재 몸을 움직이는 것이 불편할 때 해야 하는 운동은 '잠시 통증을 잡아 주는 진통제'이어야 할까요? 아니면 '영원히

의료비 절감을 위해서 운동을?

다시는 아프지 않게 해줄 방법인 근본 치료'이어야 할까요? 정답은 진통제와 근본 치료 역할을 하는 모든 운동을 시기에 따라 나누어 적절히 하시는 것입니다. 건강을 위한 운동 종류 세 가지도 모두 결국 완벽한 건강을 위해서는 충족되어야 하는 것처럼, 진통제가 되는 운동과 근본 치료가 되는 운동도 결국 어떤 운동이 먼저 시행되냐는 사람마다 다르겠지만, 모두 충족되어야 하는 것입니다.

정확한 시기는 개인별 컨디션에 따라 상이하게 달라, 설명에서 제외하겠습니다만, 통상적으로 진통제 역할을 하는 '통증이 있거나 움직이는 데에 불편한 부분을 원활하게 움직일 수 있도록 도움을 주는 운동'이 먼저여야 할 것이고, 근본 치료 역할을 하는 '몸의 움직임 기능을 향상시켜주는 운동'을 하는 것이 그 다음일 것입니다.

통증이 너무 심할 때는 근본 치료 역할을 하는 운동을 당연히 아파서 하지 못할 확률이 높습니다. 그러니 열흘에서 보름 정도 '잠시 통증을 잡아주는 진통제' 역할을 하는 운동을 필수적으로 해야 하는 시기입니다. 그리고 통증과 몸이 불편한 시기가 지나면, 근본 치료 역할을 하는 운동을 함께 하셔야 합니다. 근골격계가 아닌 곳이 아프더라도 진통제만 달고 살 수는 없는 노릇 아닙니까? 그러니, 진통제 역할을 하는 운동들은 기본으로 하며, 근본 치료 역할을 하는 운동을 통증이 없어지고, 불편함이 없어지는 시기가 되셨다면 꼭 다른 운동을 함께 하셔야 한다고 필자는 생각합니다.

의료비 절감을 위해서 운동을?

그런데 만약 '나는 움직이다가 또 다칠 위험이 있다고 하니, 최대한 안움직이고 최소한의 움직임으로 살 것이고, 근본 치료의 부재로 다치고 아프더라도 진통제를 택하지, 앞으로 또 다치지 않게 해줄 훈련이라 하더라도 힘들 것 같은 운동은 택하지 않겠다.'라는 삶의 가치관을 따르고 있다면, 사람마다 삶의 가치관이 다른 만큼 진통제와 같은 방법만 선택하며 살아가도 잘못된 것은 아닐 것입니다.

다만, 여기서 주의하셔야 할 것은 통증이 있다면 병원에서 정확한 진찰과 처방에 따라 안내받은 것이 선행되어야 한다는 것입니다. 정확한 진찰과 처방 없이는 스스로 생각했던 해당 진통제가 효과가 있을지 없을지도 모르니까요.

그럼 '내가 아프지 않고 움직이는 데에 불편함이 없다면?' 이때도 마찬가지로 진통제와 근본 치료 원리를 적용해 운동에 접근할 수 있습니다. 아픈 곳이 없고, 움직이는 데에 불편함이 없는 만큼 이때의 진통제 역할을 하는 운동은 다이어트, 근육량 증가, 경기력 향상 등 대상자가 운동을 하고자 하는 목표에 따라 다르겠지만, 무엇이든 될 수 있을 것입니다. 그러나 그러한 운동에는 분명 근본 치료 원리에 해당되는 운동인 통증과 부상 방지를 위한 운동, 즉 건강을 위한 운동이 함께 구성되어야 할 것입니다. 우리가 어떤 목표를 위해 운동을 하더라도, 운동을 하는 행위로 아프고 싶은 사람은 없을 테니까요.

예를 들어 아주 살짝 골반이 틀어진 D라는 여성이 있다고 가정해 봅시다. 이 여성은 움직이는 데에 있어 아픈 곳도 없고, 불편한 곳도 없습니다. 그렇기 때문에 몸의 힘을 키우는 운동을 중점으로 하여, 여러 근력운동을 꾸준히 진행하였습니다. 그러다 보니 힘은 점점 강해지는데, 골반에서 어느 순간 '딱딱' 걸리는 소리가 나고 경미한 통증이 발생되기 시작했습니다.

이는 아주 처음엔 살짝 틀어진 골반이었는데 점점 힘 키우기 운동을 하며, 불균형을 만드는 근육의 힘이 세졌고, 나중엔 해당 관절 움직임이 조금씩 불안해진 것이라고 볼 수 있습니다.

의료비 절감을 위해서 운동을?

이때 D가 계속 힘을 키우는 운동을 지속해도 괜찮을까요? 현 상태에서 계속 힘을 키우는 운동을 지속하면, 움직임이 불안한 상태에서 불균형을 만드는 근육의 힘만 계속 훈련될 확률이 높아져 추후에 인대나 관절 문제로 근골격계 통증이 유발될 수밖에 없을 것입니다. 즉, 이제 D라는 여성은 단순 힘 키우기 운동만 계속 하기보다, 골반에서 '딱딱' 소리가 나지 않도록 혹은 움직이는 데에 경미한 통증이 없도록 하는 훈련을 함께 병행하여야 할 것입니다.

여기서 단순 힘 키우기 운동은 D라는 여성에게 진통제 역할을 하는 운동 프로그램이 되고, 골반에서 '딱딱'소리가 나지 않도록 불균형한 골반 주변 근육을 균형 있게 훈련시키는 운동 프로그램은 근본 치료 원리에 해당되는 운동 프로그램이 될 것입니다.

위의 예시에서 극단적으로 이야기한 것도 없지 않아 있지만, '건강을 위해서 하는 운동' 세 가지를 다시 기억해 보면, 우리는 통증 없이 원활하게 몸의 움직임을 만들며 미래에 건강하고 싶기 때문에, 필자가 이야기하고자 하는 운동 프로그램 구성에 있어 해당 부분이 바로 핵심 포인트라고 강조하여 말하고 싶습니다.

처음부터 완벽히 균형을 잡고 운동하기란 쉽지 않을 것입니다. 애초에 완벽히 균형을 잡으며 운동을 할 수도 없을 것이고요. 그러나 운동을 하다가 움직임에 있어 틀어짐이 눈에 보인다면 그것이 몸에서 보내는 신호라고 판단하십시오. 해당 신호를 무시하고 지속적으로 움직임을 만들어 간다면 언젠가 통증이 발생하거나 부상이 발생될 수 있습니다. '부상이 발생되면 치료하면 된다'는 생각을 가지고 계신다면 몰라도 그게 아니라면, 해당 부분이 야기할 수 있는 부분을 최대한 예방하는 프로그램을 적용하며 운동을 진행하는 것을 권장합니다. 그것이 바로 최대한 통증과 부상을 예방하고 진통제 역할과 근본 치료 역할을 모두 충족시키는 운동법일 테니까요.

이 글을 읽으시는 독자분 만큼은 처음 운동 프로그램을 설정할 때, 통증&몸매&기능 등

의료비 절감을 위해서 운동을?

자극적인 운동의 목표를 위해 진통제 같은 운동 프로그램을 선택하더라도 결국 건강을 위해서는 근본 치료제 같은 운동 프로그램을 함께 추구하셔야 진정한 건강을 위한 운동을 하게 된다는 점을 꼭 기억하시길 바랍니다.

더불어서, 몸매 또는 기능 향상을 위한 운동 프로그램을 진행하던 중 어떠한 몸의 불편 신호를 받았을 때는 바로 처음에 설정한 운동만 하는 것이 아닌, 앞으로 다치지 않고, 아프지 않을 확률을 높여주는 데에 도움이 되는 운동[7]을 즉시 프로그램에 추가하며, 운동 진행 방향성에 변화를 줄 수 있길 바랍니다.

건강을 위한 운동을 세 가지로 나누어 살펴본 결과, 어떤 종류의 건강을 먼저 추구하냐는 개인마다 다를지라도 건강을 위한 운동에 있어, 세 가지 종류는 모두 충족해야 진정한 건강을 위한 운동임을 우리는 이제 알았습니다. 취미만으로 운동을 추구하기에는 우리는 오랫동안 건강하게 살아야 하는 21세기에 살고 있습니다. 이제는 많은 사람들이 현재의 건강만 보는 것이 아닌, 미래의 건강 또한 생각하며 운동을 할 수 있어야 할 것입니다.

이제 감을 잡으셨겠지만, 진통제와 근본 치료 프로그램 중 어떤 요소를 먼저 접근하든 궁극적으로는 두 가지는 함께 가야 합니다. 그런데, 물리적 시간상 그리고 상황상 두 가지를 함께 가기는 어려울 확률이 높으니, 빠른 운동 효과와 아프지 않은 건강한 몸을 위해서 개인의 컨디션에 따라, 해당 운동 프로그램이 들어갈 적절한 시기를 판단하여 각각 적절히 적용되어야 할 것입니다. 그런데 만약 여러분이 해당 시기를 판단하기 어렵다면, 도움을 줄 수 있는 전문가에게 도움을 요청하는 것을 권장합니다. 만약, 전문가에게 도움을 청하지 못할 상황이라면, 꼭 '건강을 위해 혹은 노화 방지를 위해 하는 운동' 세 가지 요소 중 어떤 것으로 본인이 운동에 접근하시는지 파악한 후, 진통제와 근본 치료 원리를 기억하고 시행하십시오.

의료비 절감을 위해서 운동을?

[주 석]

6) 대사성 증후군에 걸릴 위험도 : 물론 BMI나 WHR보다는 허리둘레가 더 정확한 지표가 되지만, WHR(허리와 엉덩이 둘레 비율) 또한 대사성 증후군에 걸릴 위험도를 나타내는 지표 중 하나로 사용되고 있음*에 따라 엉덩이 운동을 하며, 애플힙 라인을 만들게 된다면, 자연스럽게 WHR수치가 떨어져 대사성 증후군에 걸릴 위험도가 떨어진다고 필자는 표현하였음을 밝힌다.

7) 여기서 앞으로 다치지 않고 아프지 않을 확률을 높여주는 데에 도움이 되는 운동들은 몸이 어디서 적신호를 보냈는지 파악하며, 해당 적신호를 보낸 원인이 되는 요소(움직임에 있어 균형이 깨진 부분)를 잡으며 운동하는 방법들이며, 근본 치료 역할을 하는 운동들일 것입니다.

02

운동을 하는데 왜 더 아프고 통증이 생기는가?

1. 의료비 절감을 위해서 운동을?

2. 운동을 하는데 왜 더 아프고 통증이 생기는가?

3. 나를 제대로 알아야 의료비 절감 현실화된다.

4. 통증없는 삶을 위한 운동법.

5. 의료비 절감은 위한 셀프 운동 꿀 Tip

02 운동을 하는데 왜 더 아프고 통증이 생기는가?

2-1. 착한 근육통과 나쁜 근육통

운동을 하는 데에는 착한 근육통과 나쁜 근육통이 있습니다. 여기서 운동에 대해 어느 정도 아시는 분은 이렇게 대답하실 것입니다. "운동을 제대로 했다면, 타겟한 부분에 근육통이 생길 것이고, 그게 착한 근육통이죠!" 맞습니다. 그럼 나쁜 근육통은 무엇일까요? 나쁜 근육통은 두 가지로 나누어 설명해 드릴 수 있습니다. 첫째, 운동을 '잘' 못해서(Not Good) 타겟하지 않은 부분에 통증이 생기는 경우. 둘째, 운동을 잘못해서(Wrong) 다친 경우. 그런데, 이 두 가지는 하나로 연결될 수가 있습니다. 운동을 '잘' 못해서 타겟하지 않은 부분에 계속 통증이 생기게 되면, 그 부분은 계속 잘못된(Wrong) 움직임의 습관으로 고착화가 진행되고, 부상과 통증 발생의 확률은 높아질 수밖에 없습니다.[14][15][16]

좀 더 논리적으로 해당 이야기를 풀어보자면, 일반적으로 노동을 하다가 다치는 경우가 많을까요? 아니면 필자가 말하는 건강을 위한 운동을 하다가 다치는 경우가 많을까요? 이 부분에 근거는 없지만, 저는 타겟하고자 하는 근육을 더 정확하게 활용하지 못하는 움직임인 노동이 운동할 때 보다 더 다치는 경우가 50%가량 더 많을 것 같다고 생각합니다. 같은 맥락으로 운동을 하는 데 있어 무게가 높아지고 반복 횟수가 많아지며 제대로 된 방식으로 움직이지 못하고 타겟하는 근육들을 50% 이상 못 쓰고 있다면 그것은 점점 잘못하는(Not Good) 운동이 되어가 나쁜 근육통을 발생시키며, 필자가 말하는 운동이 아니라 노동이 될 확률이 높아지고, 그에 따른 잘못된 (Wrong) 움직임을 야기하여 나쁜 근육통을 동반한 부상 발생할 확률이 높아질 것으로 사료됩니다.

운동을 하는데 왜 더 아프고 통증이 생기는가?

그렇다면 우리는 나쁜 근육통을 예방하고 착한 근육통만 발생하도록 하려면 어떻게 해야 할까요? 방법은 다음과 같습니다.

〈나쁜 근육통을 피하고 착한 근육통만 발생하도록 하는 운동법〉
- 첫째, 저항 없이 맨몸으로 하고자 하는 움직임이 제대로 나오는지 확인하기
- 둘째, 움직임을 만들며, 내가 운동하고자 하는 타겟 근육 확실하게 인식하고 있기
- 셋째, 점진적으로 부하(중량 및 반복 횟수) 증가를 추구하며, 운동 중 지속적인 올바른 자세 확인하기

첫째. 저항 없이 맨몸으로 하고자 하는 움직임이 제대로 나오는지 확인해야 합니다. 우리가 제대로 움직임이 나오지 않는 상태에서 계속하여 운동을 진행한다면 부상과 통증 발생 우려가 있을 뿐만 아니라, 원하지 않는 나쁜 근육통을 만날 수 있고, 원하지 않던 외형(Body-shape)을 갖게 될 수 있습니다.

한 가지 예를 들어보겠습니다. A라는 사람은 허리와 발목에 가동성이 제대로 나오지 않아 맨몸으로도 스쿼트 자세가 정확하게 나오지 않는 상태이지만, 다가올 여름을 준비하기 위해 빠르게 군살 없고 멋있는 몸을 만들고 싶어 합니다. 이때 A가 Youtube를 보며 나름 프로그램을 짜고, 스쿼트를 시작할 때 단기 목표로 50kg을 설정하고, 첫 무게를 30kg을 들고 15개의 스쿼트 운동을 한다고 가정해 봅시다. A라는 사람은 '30kg을 들고 15개의 스쿼트 동작을 하는 동안 통증이 발생하지 않았기 때문에 당분간은 30kg의 중량으로 스쿼트를 계속하는 것이 맞겠다.'라는 판단을 내릴 수 있지만, 필자가 생각했을 때는 A라는 사람이 15개를 하는 동안 못 느꼈을 뿐, 맨몸으로도 제대로 자세가 나오지 않는 상태인 만큼, 30kg을 들고 15개를 하는 동안 100% 제대로 자세가 나올 수 없어, 허리, 무릎, 발목 등 여러 관절에 부담이 조금씩 생겼을 것입니다.

운동을 하는데 왜 더 아프고 통증이 생기는가?

즉, A는 잘못된(Not Good) 운동 방법으로 스쿼트를 하게 될 확률이 높아, 추후 점차 스쿼트 운동을 한 후, 다리 쪽에 근육통이 아닌 목과 어깨에 발생되는 나쁜 근육통을 느낄 확률이 높으며, 관절의 움직임에 부담이 생기는 과정에서 허리의 만곡이 정상적으로 유지되기 힘들어 잘못된(Wrong) 자세가 나와[사진1 참고], 허리 부상으로 인한 나쁜 근육통 혹은, 상체와 발목이 무너지며[17)18)], 생각하지도 못한 무릎이나 발목 부상으로 인한 나쁜 근육통을 느낄 확률이 있습니다.[19)20)] 운 좋게 한 두 번은 괜찮을 수 있습니다. 그리고 예시인 만큼 조금 극단적으로 표현한 바도 없지 않지만, 이러한 위험한 상황을 지속적으로 반복하며 운동한다면, 내가 원하지 않았던 근육 부위에 근육통을 경험하거나, 더 안 좋게는 지속적인 운동이 어려울 만큼 부상과 통증이 발생하여[21)], 운동을 쉬게 되며, 희망하던 외형(Body-shape)을 만드는 날이 더 멀어질 수 있습니다.

둘째. 움직임을 만들며, 내가 운동하고자 하는 타겟 근육을 확실하게 인식하고 있어야 합니다. 내가 운동하고자 하는 타겟 근육을 확실하게 인식하고 있으면, 부상이 없고 통증이 없는 정확한 움직임을 만들기에 도움 될 뿐만 아니라, 내가 원하는 부위의 탄력을 높여 아름답고 멋진 몸매를 만드는 데에도 도움이 됩니다. 해당 부분의 이해를 돕기 위해, 이번에도 같은 스쿼트로 예를 들어보겠습니다. 이번엔 B라는 사람이 애플힙을 가지고 싶어서 스쿼트를 100개씩 맨몸으로 3세트 하였습니다. 그런데 그렇게 몇 년이 지난 결과, 힙 업(Hip up)에 효과는 있었지만, 짝 궁둥이(짝궁둥이;좌 우 엉덩이 크기가 다름)가 되었습니다. 왜 그랬을까 보았더니, [사진2 참고] 스쿼트를 할 때 이 사람은 골반이 살짝 틀어진 사람이었는데, 본인이 틀어진 지 인지 하지 못한 상태에서 운동을 하다 보니, 매번 스쿼트를 할 때 오른발이 왼발보다 앞에 나가 있는 상태로 스탠스가 잡혀 스쿼트를 하게 되었고, 그로 인해 밸런스가 깨져 '짝 궁둥이'라는 결과를 선물로 받게 된 것입니다.

만약, B라는 사람이 자신의 스쿼트 운동 타겟 근육을 잘 이해하고, 운동 후 착한 근육통이 해당 운동 타겟 근육에서 발생하였는지 집중하였다면, 이런 일이 발생하였을까요? 몇 개를 반복했는지

운동을 하는데 왜 더 아프고 통증이 생기는가?

이전에, 운동 중 제대로 자세가 만들어지는지 움직임을 정확하게 확인하고, 스쿼트 운동을 하며 희망했던 엉덩이 및 다리 근육에 정확한 자극이 왔는지, 착한 근육통 정도를 좌우 밸런스 맞추어 비교하며 세심하게 관리했다면 아마 이런 불미스러운 일은 발생하지 않았을 것입니다.

더 나아가서, 짝 궁둥이를 선물 받는 일로 끝나지 않고 골반의 틀어진 상태의 움직임을 지속함으로써 골반 주변 통증이나 무릎, 발목 통증이 발생되며 심하게는 부상으로 이어질 수도 있습니다. 이는 '나쁜 근육통을 피하고 착한 근육통만 발생하도록 하는 첫 번째 운동법'인 '저항 없이 맨몸으로 하고자 하는 움직임이 제대로 나오는지 확인하기'를 하지 못해 발생 가능한 나쁜 근육통 이야기와 일맥상통하게 됩니다.

이제 우리는 한 가지의 운동을 하더라도 운동을 할 때 나쁜 근육통을 피하고 착한 근육통만 발생하도록 하는 두 가지 운동법을 적용시켜, 내가 운동하는 근육을 먼저 인식하고, 맨몸으로 제대로 된 움직임이 나오는지 확인할 수 있을 것입니다. 즉, 나쁜 근육통을 피하고 착한 근육통을 인식하며, 안 아프고 건강한 몸을 만들 뿐 아니라, 아름답고 멋진 몸매를 만들 수 있게 될 것입니다.

운동을 하는데 왜 더 아프고 통증이 생기는가?

정상적인 스쿼트 자세	발목 / 무릎 / 고관절의 가동범위 제한으로 나온 잘못된 스쿼트 자세
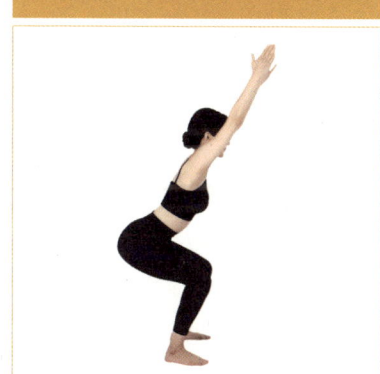	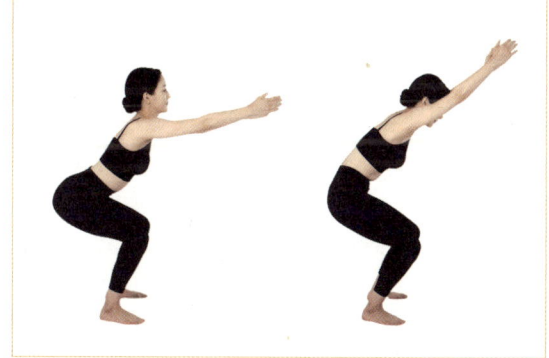

[사진1][22]

정상적인 스쿼트 자세	잘못된 무게중심 움직임에 따른 스쿼트 자세
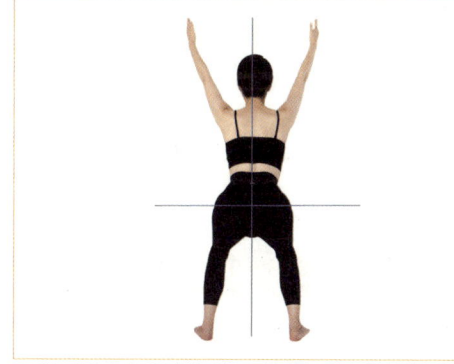	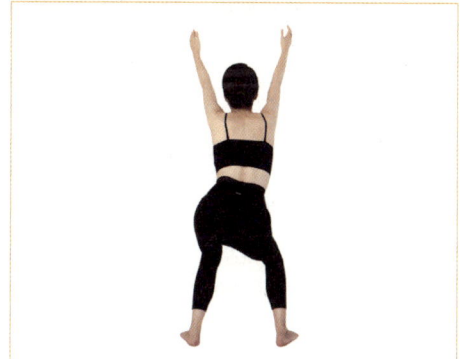

[사진2][23]

운동을 하는데 왜 더 아프고 통증이 생기는가?

마지막으로 '나쁜 근육통을 피하고 착한 근육통만 발생하도록 하는 세번째 운동법'인 '점진적으로 부하(중량 및 반복 횟수) 증가를 추구하며, 운동 중 지속적인 올바른 자세 확인하기' 방법에 대하여 알아보겠습니다. 이는 말 그대로, 한 번에 욕심내어 무게나 반복 횟수를 늘리지 말고, 안전하게 점진적으로 부하를 증진하며 하는 운동법을 선택하자는 것입니다. 아래보다 독자 여러분들이 쉽고 정확하게 점진적으로 부하 증진 운동법에 접근할 수 있도록 방법을 순서대로 제시해 놓았습니다. 해당 항목에서 나에게 알맞은 운동 반복 횟수를 찾은 후, 제시된 공식을 통해 나에게 알맞은 중량을 선택하시기를 바랍니다.

〈안전하게 점진적으로 부하를 증진하며 운동하는 방법〉

운동 강도 설정		선택
나는 운동을 얇고 탄력있는 몸매를 만들기 위해 합니다.	A	V
나는 운동을 힘있고 탄력있는 몸매를 만들기 위해 합니다.	B	
나는 운동을 두껍고 탄력있는 몸매를 만들기 위해 합니다.	C	
나는 운동을 내 몸의 기능(근 파워)을 높이기 위해 합니다.	D	

운동 강도 설정		선택
나는 운동 초보자입니다.	a	V
나는 운동 중급자입니다.	b	
나는 운동 상급자입니다.	c	

운동을 하는데 왜 더 아프고 통증이 생기는가?

나에게 알맞은 운동 강도를 설정 [24]			
A-a	나는 얇고 탄력있는 몸매를 만들기 위해 운동하는 초급자입니다.	운동량	10~15회씩 1~3세트
		운동빈도	2~3회 / 주
		속도	천천히
		휴식간격	1~2분
A-b	나는 얇고 탄력있는 몸매를 만들기 위해 운동하는 중급자입니다.	운동량	10~15회씩 1~3세트
		운동빈도	2~4회 / 주
		속도	천천히-반복 횟수 10회 보통-반복 횟수 15회
		휴식간격	1분 미만
A-c	나는 얇고 탄력있는 몸매를 만들기 위해 운동하는 상급자입니다.	운동량	10~25회씩 3세트 이상
		운동빈도	4~6회 / 주
		속도	천천히-반복 횟수 10~15회 보통~빠름-반복 횟수 15~25회
		휴식간격	반복 횟수 10~15회 일 때 1분 미만 반복 횟수 15~25회 일 때 1~2분

운동을 하는데 왜 더 아프고 통증이 생기는가?

		나에게 알맞은 운동 강도를 설정[24]	
B-a	나는 힘있고 탄력있는 몸매를 만들기 위해 운동하는 초급자입니다.	운동량	8~12회씩 1~3세트
		운동빈도	2~3회 / 주
		속도	천천히~보통
		휴식간격	다관절 일 때 2~3분 단관절 일 때 1~2분
B-b	나는 힘있고 탄력있는 몸매를 만들기 위해 운동하는 중급자입니다.	운동량	6~12회씩 1~3세트
		운동빈도	전신: 2~3회 / 주 분리: 3~4회 / 주
		속도	보통
		휴식간격	다관절 일 때, 2~3분 단관절 일 때, 1~2분
B-c	나는 힘있고 탄력있는 몸매를 만들기 위해 운동하는 상급자입니다.	운동량	1~12회씩 3세트 이상 (운동량 조절)
		운동빈도	4~6회 / 주
		속도	천천히~빠른
		휴식간격	다관절 일 때 2~3분 단관절 일 때 1~2분

운동을 하는데 왜 더 아프고 통증이 생기는가?

나에게 알맞은 운동 강도를 설정[24]			
C-a	나는 두껍고 탄력있는 몸매를 만들기 위해 운동하는 초급자입니다.	운동량	8~12회씩 1~3세트
		운동빈도	2~3회 / 주
		속도	천천히~보통
		휴식간격	1~2분
C-b	나는 두껍고 탄력있는 몸매를 만들기 위해 운동하는 중급자입니다.	운동량	1~12회씩 1~3세트
		운동빈도	2~4회 / 주
		속도	천천히~보통
		휴식간격	1~2분
C-c	나는 두껍고 탄력있는 몸매를 만들기 위해 운동하는 상급자입니다.	운동량	1~12회씩 3~6세트 (운동량 조절)
		운동빈도	4~6회 / 주
		속도	천천히~보통
		휴식간격	다관절 일 때 2~3분 단관절 일 때 1~2분

운동을 하는데 왜 더 아프고 통증이 생기는가?

		나에게 알맞은 운동 강도를 설정[24]	
D-a	나는 내 몸의 기능(근 파워)을 높이기 위해 운동하는 초급자입니다.	운동량	3~6회씩 1~3세트
		운동빈도	2~3회 / 주
		속도	보통
		휴식간격	2~3분
D-b	나는 내 몸의 기능(근 파워)을 높이기 위해 운동하는 중급자입니다.	운동량	3~6회씩 1~3세트
		운동빈도	2~4회 / 주
		속도	빠른
		휴식간격	다관절 일 때, 2~3분 단관절 일 때, 1~2분
D-c	나는 내 몸의 기능(근 파워)을 높이기 위해 운동하는 상급자입니다.	운동량	1~6회씩 3~6세트 (운동량 조절)
		운동빈도	4~6회 / 주
		속도	빠른
		휴식간격	2~3분

* A: 근지구력, B: 근력, C: 근비대, D: 파워 향상에 목표를 둠.

운동을 하는데 왜 더 아프고 통증이 생기는가?

나에게 알맞은 중량 찾기 공식[25]

1. 1RM(단 한 번 들어 올릴 수 있는 중량)을 찾는다.

   1RM = W0 + W1

   W1 = W0 × 0.025 × R

   - W0(Weight) : 무겁다는 느낌이 드는 중량 (7-8회 반복운동이 가능한 중량)
   - R(Repetition) : 반복 횟수
   - RM(Rpetition Maximum) : 최대반복 횟수

2. 내 운동 목표에 따라 1RM에 비례한 알맞은 운동 수행 중량을 찾는다.[26]
   - 근지구력 향상을 원할 경우(얇지만 탄력있는 몸매를 원함);A
     : 초보단계_1RM의약 50~70%, 중급단계_1RM의 약 50~70%, 상급단계_1RM의 약 30~80%
   - 근력 강화를 원할 경우(탄탄 & 단단한 몸을 원하며 추후 볼륨 있는 몸을 원함);B
     : 초보단계_1RM의 약 60~70%, 중급단계_1RM의 약 70~80%, 상급단계_1RM의 약 80~100%(운동강도 조절)
   - 근비대를 원하면(탄탄 & 단단한 몸을 원하며 추후 볼륨 있는 몸을 원함);C
     : 초보 단계_1RM의 약 70~80%, 중급단계_1RM의 약 70~85%, 상급단계_1RM의 약 70~100%
   - 근파워 증진을 원할 경우(탄탄 & 단단한 몸을 원하며 추후 볼륨 있는 몸을 원함);D
     : 초보단계_근력; 1RM의 최대 80%,스피드; 1RM의 30~60%,
     중급단계_근력; 1RM의 최대 80%, 스피드; 1RM의 30~60%,
     상급단계_근력; 1RM의 85~100%, 스피드; 1RM의 30~60%

EX. A라는 사람이 밴치프레스를 마지막 죽을힘까지 짜내서 60kg로 7개까지 반복했고, 마르지만 탄력 있는 몸매를 원하는 초보 단계의 사람임을 가정할 경우

W0 = 60kg R = 7개

W1 = 60 × 0.025 × 7 = 10.5

1RM = 60 + 10.5 = 70.5 kg

A의 1RM(단 한 번 들어 올릴 수 있는 중량)은 70.5kg인 것이고, 얇고 탄력 있는 몸매를 원하는 초보자인 설정에 의해, 근지구력 향상인 1RM의 약 50~70% 중량이 A에게 가장 적합한 중량임에 따라, 70.5kg에 0.5~0.7를 곱한, 35.25kg ~49.35kg이 운동 시 권장되어야 할 무게이다.

운동을 하는데 왜 더 아프고 통증이 생기는가?

그런데, 여기서 어떤 분들은 어느 정도까지가 초급이고, 어느 정도까지가 중급이며, 어느 정도까지가 상급인지도 아리송하여 위의 절차를 제대로 진행 못 할 수 있다고 생각합니다. 이런 분에게 필자는 사실 이러한 것을 규정하는 것이 전문 교과 서적에는 'MET로 나에게 권장되는 주 단위 활동량 정하기', '기초대사량에 따라 나에게 권장되는 1일 활동량 알아보기', '운동 자각도로 나에게 적합한 운동 강도 알아보기' 등의 여러 전문적인 방법들이 있지만, 본 책에서는 보다 단순하게 운동 반복 횟수 및 세트 수를 초급부터 한 번씩 수행해 보는 것을 권장합니다.

예를 들어 A라는 사람은 중급자인 줄 알았는데 초급자 프로그램만 해도 힘이 들다 싶으면 초급자 프로그램으로 강도를 줄여(down-grade) 운동 수행할 수 있을 것이고, B라는 사람은 초급자인 줄 알았는데, 초급자 프로그램을 했을 때는 착한 근육통이 생기지 않고, 중급자 프로그램 정도 해야 착한 근육통이 생겨, 초급자 프로그램이 아닌 중급자 프로그램으로 강도를 높여(up-grade) 할 수 있을 것이다.

또한, 운동을 하다가 언제 중급자로 넘어가고 언제 상급자로 넘어가야 할지 아리송한 분들도 있으실 것입니다. 이러한 분들은 위의 예시에서 B와 같이 '착한 근육통'에 집중하며, 강도 설정을 높이고 낮추시는 것이 좋습니다. 사실 근력운동의 경우 '2-for-2-rule로 설정된 목표 반복 횟수에 근거하여 2번의 트레이닝 주기(session)의 마지막 세트에서 목표 횟수보다 완벽하게 2회 이상 반복할 수 있다면, 세트 수 늘리기 혹은 다음 강도 증진의 방법을 쓰고'[27], 유산소 운동의 경우, '초기 단계초급 진행은 최소 1~6주, 향상 단계중급 진행은 최소 4~8개월, 유지 단계상급 진행은 향상 단계에서의 주간소비 에너지양을 장시간 유지할 때'[28]와 같이 전문 교과 서적에서 권장하는 운동 단계 조절 시기가 있습니다. 하지만 이는 말 그대로 교과서일 뿐이고 꾸준히 8주에서 12주를 못 했을 수도 있고, 개인마다 모두 적정 시기는 다를 수 있으니, 자신의 몸의 소리에 더욱 귀를 기울일 필요가 있음을 본 책에서 강조하여 말하고 싶습니다.

운동을 하는데 왜 더 아프고 통증이 생기는가?

그렇다고 운동 단계 설정 방법과 운동 단계 조정 시기 설정 방법에 대해서 전문 교과 서적에 나와 있는 방법을 추구하지 말라는 이야기는 아닙니다. 필자 또한 가능하다면, 무조건 전문 교과서적 방법을 적용 및 참고하라고 권장하고 싶습니다. 하지만 본 책에서는 뻔한 교과 서적 방법들을 알려드리기보다 현실적인 방법을 제시해 드리며, 많은 분들이 쉽게 실천할 수 있는 운동법을 소개해 드리고 싶었습니다. 일주일에 3~5번 운동하는 것이 좋다는 것을 안다고 하더라도 실천하는 것이 중요한 만큼, '요즘 운동에 관심만 있다면, 교과서적 내용은 Youtube나 Googling 한 번으로도 알 수 있으나, 그 방법을 과연 적용하기가 쉬운가?'에 대해서 고민을 한 결과, 조금은 아날로그식의 접근 방법일 수 있으나, 해당 방법이 많은 사람들에게 보다 실천 가능성이 크며 정확한 방법을 제시하는 방법이라고 생각되었습니다.

'살 빼는 데에 버피테스트[29]가 효과가 좋다고 Youtube나 Googling에 나오는데, 나에게도 적합한가?'를 생각했을 때 허리를 구부리는 것이 불편한 사람들에게는 적합하지 않을 수 있는 만큼, 주 3~5회 유산소가 좋다고 교과서에는 나오지만, 주 3~5회 유산소 운동을 하는 것이 너무 스트레스여서 오히려 정신건강에 좋지 않다고 느껴지는 사람에게는 주 1~2회가 적합한 운동 횟수일 수 있는 만큼, 교과서를 안다고 그게 모두에게 정답이 라는 법은 없음을 지난 8년간 현장에서 일하며 깨달았습니다. 이에, 같은 맥락으로 운동강도 설정법, 운동강도 조절 시기 설정법 등의 교과서적 내용이 모두에게 정답일 수 없다고 생각하여, 필자는 교과서적 이야기를 하기보단 위의 방법을 제시하고 권장하고자 합니다.

간단하지만 학자들이 연구를 통해 내놓은 공식들은 권장 기준들을 토대로 하는 방법인 만큼, 필자는 위의 방법이 많은 사람들이 적절한 운동강도와 운동강도 변경 시기를 설정할 때, 쉽게 적용할 수 있는 안전하면서도 효율적인 최고의 방법이라고 생각합니다. 부디, 많은 분들이 위의 절차를 활용하여 자신의 목표별 그리고 시기별 적절한 강도를 찾아 점진적 부하 증가 방법을 추구하고, '나쁜 근육통을 피하고 착한 근육통만 발생하도록 하는 세 가지 운동법'

운동을 하는데 왜 더 아프고 통증이 생기는가?

을 모두 고려하며 바르고 건강한 운동을 하셨으면 좋겠습니다.

이번 장에서 다룬 '착한 근육통과 나쁜 근육통' 관련 내용은 이미 많은 분들이 알고는 있지만, 애초에 우리 모두는 조금씩 틀어져 있고 완벽할 수 없는 인간이기에, 완벽하게 밸런스 맞추며 착한 근육통을 유발하는 운동만 하기는 쉽지 않아 사실 실천하기 어려운 것들이었을 수도 있습니다. 그래도 필자가 이번 장을 보다 자세하게 다룬 이유는, 쉽지 않으면 쉽지 않은 만큼, 너무 완벽하게 수행은 못 되어도, 최대한 많은 분들이 나쁜 근육통을 피하고 착한 근육통만 만나며 최대한 다치지 않으며, 희망하는 대로 운동 효과가 나오기를 바라는 마음이었던 것 같습니다.

이제, 우리는 '나쁜 근육통을 피하고 착한 근육통만 발생하도록 하는 세 가지 운동법'을 모두 알게 되었습니다. 모르면 몰랐지, 이제는 운동 후에도 흔하게 '운동하면 근육통이 당연히 생기지'라고 생각하며, 운동 후 생기는 근육통에 대하여 제대로 고찰하는 과정을 생략하거나, 근육통을 회복하는 데에도 쉬면 회복된다는 방식으로 제대로 된 관리를 해주지 않으면 안 될 것입니다. 물론 '쉬면 회복된다'는 방식이 틀린 것은 아니지만, 우리가 아플 때 자연치유되는 것을 알면서도 '빨리 나아 일상생활로 돌아가고 싶다'라는 마음 그리고 혹시나 '자연치유만 기다리다가는 상황이 악화될 수도 있겠다.'라는 걱정되는 마음에 병원을 찾아가는 것처럼, 근육통도 무조건 '쉬면 괜찮아진다'라는 방식으로 케어해주기보다는 '혹시 모를 통증과 부상 예방을 위해', 그리고 '아름다운 외형 관리를 위해' 적극적으로 접근 하고 관리해야 할 것입니다. 이렇게 매번 확인하고 정확하게 하는 것이 귀찮고 어려울 수 있으나, 나중에 지나고 '아 그때 몸이 나한테 신호를 보낼 때 무시하지 말고, 적극적으로 원인을 찾아볼걸' 하며 후회할 일은 없을 것 이라고 필자는 장담합니다.

운동을 하는데 왜 더 아프고 통증이 생기는가?

[주 석]

14) NASM essentials of corrective exercise training. Clark M, Lucett S, Sutton B. Burlington, MA. Jones & Bartlett Learning. 2014. p.272~283.

15) Proprioception in musculoskeletal rehabilitation. Part 2: clinical assessment and intervention. Clark NC, R ijezon U, Treleaven J. Man Ther. 2015. Vol 20(3) p.378~387

16) Delayed onset muscle soreness. Cheung K, Hume PA, Maxwell L. Sports Med. 2003. Vol 33(2). p.145~164

17) 스쿼트 동작 시 웨이트 벨트 착용 전·후에 따른 운동 역학적 분석. 이정기, 허보섭, 김용재, 이효택. 한국수산해양교육학회. 2016. Aug. Vol 28(4). p.893~902.

18) Change in the Height of the Medial Longitudinal Plantar Arch according to the Distance between the Knees While Performing Squats. Sung-dae Choung, Ju-yoon Kim. Journal of KEMA. 2018. Vol 2(1). p.24~27

19) Effect of knee position on hip and knee torques during the barbell squat. Fry AC, Smith JC, Schilling BK. J Strength Cond Res. 2003. Vol 17(4). p.629~633.

20) Low back pain and its relation to the hip and foot. J Orthop Sports Phys Ther. Cibulka MT. 1999. Vol 29(10). 595~601.

21) A comparison of the pressure exerted on soft tissue by 2 myofascial rollers. Curran PF, Fiore RD, Crisco JJ. J Sport Rehabil. 2008;17(4):432-42

22) NASM Essentials of Corrective Exercise Training. Clark, Lucett, Sutton. Jones & Bartlett learning. Chpater 6. Movement Assessments. Section 2 Assessing for human movement dysfunction. p.115~116.

23) NASM Essentials of Corrective Exercise Training. Clark, Lucett, Sutton. Jones & Bartlett learning. Chpater 6. Movement Assessments. Section 2 Assessing for human movement dysfunction. p.115~116.

24) 건강 운동관리사 한 권으로 끝내기. 김현규, 강명성, 박민혁. 2016. ㈜시대고시기획, 제10과목 운동트레이닝방법. 제 2장 저항성 트레이닝 방법. 2) 근육의 기능과 명칭. p.452

25) 건강 운동관리사 한 권으로 끝내기. 김현규, 강명성, 박민혁. 2016. ㈜시대고시기획, 제6과목 운동처방론. 2) 체력향상을 위한 운동처방 근력 및 근지구력 향상을 위한 운동처방 p.305

운동을 하는데 왜 더 아프고 통증이 생기는가?

26) 건강 운동관리사 한 권으로 끝내기. 김현규, 강명성, 박민혁. 2016. ㈜시대고시기획, 제10과목 운동트레이닝방법. 제2장 저항성 트레이닝 방법. 2) 근육의 기능과 명칭. p.452
27) 퍼스널 트레이닝의 정수. NSCA Korea 교육시리즈 1. 대한미디어. p. 351
28) 건강 운동관리사 한 권으로 끝내기. 김현규, 강명성, 박민혁. 2016. ㈜시대고시기획, 제6과목 운동 처방론. 제 2장 체력향상을 위한 운동처방. 1) 심폐지구력 향상의 운동처방. p.302
29) 버피테스트 : 만세 하며 점프하였다가 양손으로 땅을 짚어 바닥에 엎드린 다음 다시 일어나 만세 하는 동작

03

나를 제대로 알아야 의료비 절감 현실화된다.

1. 의료비 절감을 위해서 운동을?

2. 운동을 하는데 왜 더 아프고 통증이 생기는가?

3. 나를 제대로 알아야 의료비 절감 현실화된다.

4. 통증없는 삶을 위한 운동법.

5. 의료비 절감은 위한 셀프 운동 꿀 Tip

:03 나를 제대로 알아야 의료비 절감 현실화된다.

3-1. 나의 체형 알아보기

이제 운동을 왜 하고 착한 근육통과 나쁜 근육통이 무엇인지에 대해 이해하신 여러분은 운동법 정보에 대한 시각이 새로워지셨을 것입니다. 그럼, 여기서 질문이 나오겠죠? '나쁜 근육통을 피하는 방법은 이제 알겠는데 보다 착한 근육통을 만들며 제대로 건강을 위한 운동을 하려면 어떻게 해야 하나요?'

우선, 이렇게 질문하셨다면 이제 운동에 접근하는 데에 있어서 단순히 살을 빼는 것이 아니라, 건강하게 체중 감량이나 근육량 증가를 시키기 위해 '제대로 된 움직임'이 먼저 되어야 한다는 것을 접근하신 것이니, 운동에 대한 첫 단추를 제대로 끼우셨다고 칭찬 드리고 싶습니다.

사실, 한국인이 대체로 성격이 급해 빠른 효과를 원하다 보니, 이런 식으로 운동에 접근하기란 참 힘들다고 생각합니다. 그런데 이제 시대가 달라졌습니다. 우리나라도 이제 후진국이 아닌 만큼, 건강에 대한 인식도 이젠 수준 있게 할 수 있으리라 생각합니다. 단순히 살을 빼고 근력을 만들기보다 아름다운 밸런스 잡힌 건강한 몸매를 우리는 원합니다. 70세를 건강하게 사는 몸이 아닌 100세 넘게 건강하게 사는 몸으로 만들며 한층 더 업그레이드된 '건강에 있어 선진국'이 되는 것이지요. 혹시라도 아직도 빠른 효과에 현혹되신다면, 다시금 마음을 다잡으시고 운동을 하는 데에 있어, 바로 앞을 보지 마시고 멀리 있는 미래를 보시길 바랍니다.

이제 위에서 나온 '착한 근육통을 만들며, 제대로 건강을 위한 운동을 하려면 어떻게 해야 하나요?'라는 질문에 답을 해보겠습니다. 첫째, TV에서 나오는 '이 운동이 허리 건강에 좋습니다.' 혹은 잡지책에서 나오는 '저는 살 뺄 때 이 운동을 했습니다.'라는 정보를 받아들일 때, 해당 운동법이 나의 체형이나 컨디션에 맞는 운동법인지 알 수 있으려면 기본적으로 나의 몸 상태를 먼저 체크하며 그 운동들이 나에게 득이 될지 실이 될지 판단해야 합니다.

나를 제대로 알아야 의료비 절감 현실화된다.

　이 챕터의 제목처럼 본인의 몸 상태를 먼저 체킹하고, 본인에게 맞는 운동 방법을 선택하는 것이 착한 근육통을 만들며, 건강을 위해 제대로 된 운동을 하는 첫 발걸음입니다. 지난 '착한 근육통과 나쁜 근육통'장에서 '나쁜 근육통을 피하기 위한 방법' 설명할 때도 언급했듯이 교과서적 내용은 이미 많이 알려져 있습니다. 그러나 그 교과서를 나의 몸에 적용할 때는 사람마다 조금씩 순서가 바뀔 수도 있고 정도가 바뀔 수도 있습니다. 즉, 해당 방법을 보다 정확하게 적용하기 위해서는 본인의 몸 상태를 먼저 확인 할 줄 알아야 한다고 생각합니다.

　필자가 이 책에 '우리 몸에서 발생될 수 있는 모든 상태'에 대해서는 너무 수많은 경우의 수가 나오기 때문에 나열하거나 알려드릴 수는 없을 것 입니다. 그러나 제가 공부한 것과 겪은 경험을 토대로 '우리 몸 상태'를 큰 카테고리로 나누어 여러분들에게 알려드릴 수는 있습니다. 최대한 여러분은 그 카테고리 속에 본인이 속하는 것을 체크하시고, 그에 맞는 운동 방법을 찾아보십시오. 이후, 해당 방법을 본인 컨디션에 따라 실천하여 보십시오. 해당 과정이 '착한 근육통을 만들며, 제대로 건강을 위한 운동을 하는 방법'의 첫걸음이 될 것입니다.

나를 제대로 알아야 의료비 절감 현실화된다.

1. 체형 카테고리에서 내 체형 찾기

바르게 서서 앞, 옆, 뒤에서 사진을 찍어, 위 체형 중 자신의 체형과 가장 비슷한 체형을 찾아 체크해 보십시오.

올바른 선 자세

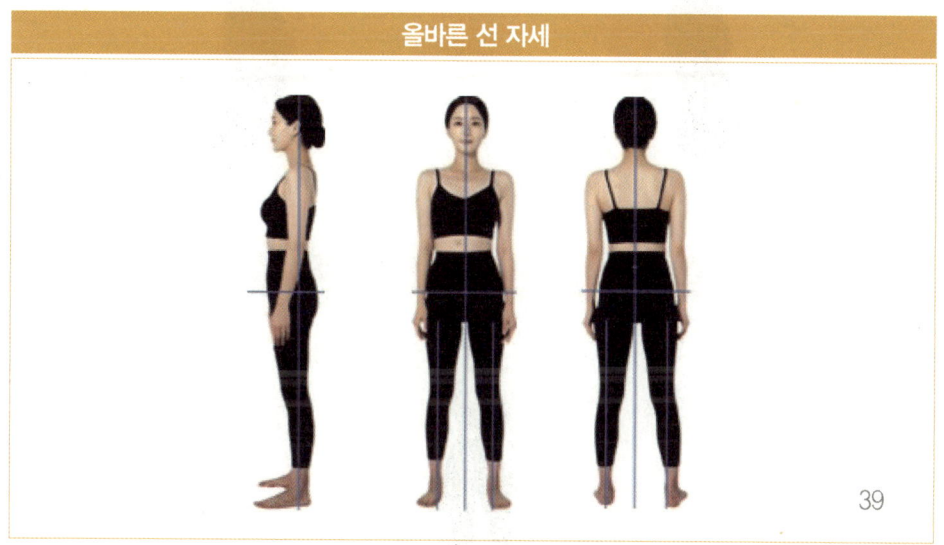

라운드 숄더&거북목	과도한 허리 전만 자세

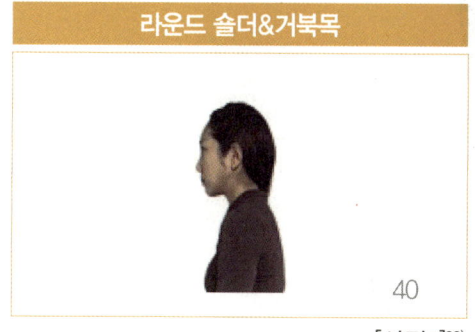

[사진5]33)

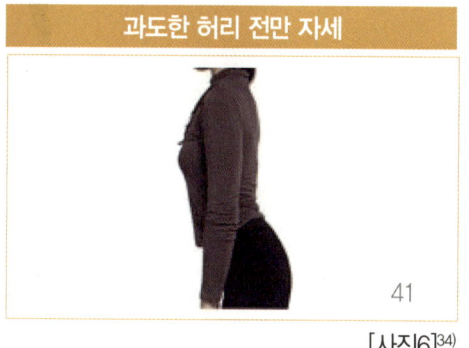

[사진6]34)

나를 제대로 알아야 의료비 절감 현실화된다.

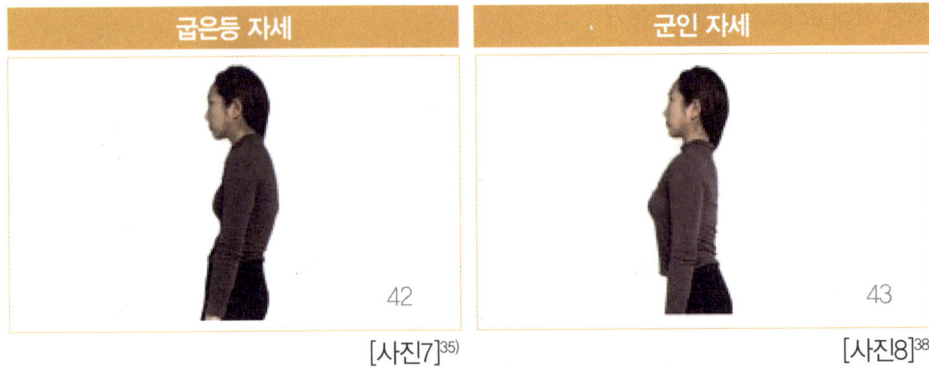

[사진7][35)]   [사진8][38)]

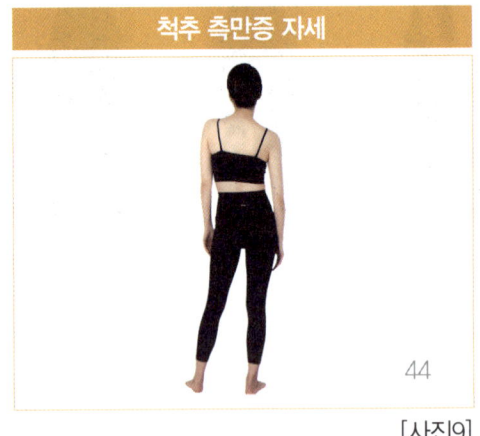

[사진9]

나를 제대로 알아야 의료비 절감 현실화된다.

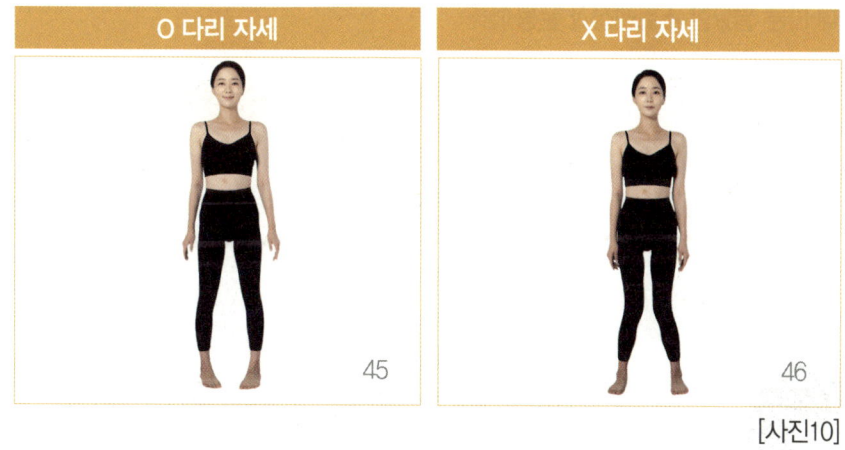

[사진10]

3-2. 나의 체형에 맞는 운동과 스트레칭 알아보기

여러분과 최대한 유사한 체형 카테고리를 찾으셨다면, 이제는 해당 체형 개선에 도움을 주는 운동과 스트레칭을 알아볼 차례입니다. 각 카테고리마다 체형 변형의 원인이 될수 있는 타이트한 근육과 약화된 근육이 있습니다. 각각 타이트한 근육은 이완하도록 해주고, 약화된 근육은 강해지도록 훈련을 해준다면, 체형 개선에 도움이 될 것입니다. 아래 공신력 있는 전문 서적 내용을 바탕으로 정리해 놓은 각 체형에 따른 필수 이완부분과 필수 강화부분을 참고하시어, 제가 추천드리는 스트레칭과 운동 동작들을 꾸준히 실천해 보실 것을 권장드립니다.

(확실한 개선 효과를 위해서는 최소 꾸준히 3~6개월 동안 실천 하실 것을 권장 드립니다.)

나를 제대로 알아야 의료비 절감 현실화된다.

2. 체형에 따른 필요한 스트레칭과 운동[36][37]

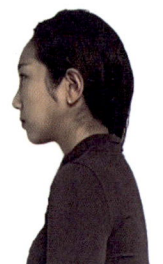

– 라운드 숄더 & 거북 목 자세

필수 이완 부분
✓ 목 앞쪽 부분
✓ 윗 등 부분 (어깨 바로 뒤)
✓ 옆구리 부분
✓ 날개뼈 안쪽 근육 (Subscapularis)
✓ 가슴 근육
✓ 겨드랑이 아랫부분 (Teres major)
✓ 권장 스트레칭 : 스트레칭3(손날 세워서, 새끼손가락이 벽에 위치하도록), 스트레칭 25, 스트레칭26, 스트레칭 31, 스트레칭 32

필수 힘 강화 부분
✓ 목 앞쪽 힘
✓ 갈비뼈 앞쪽 힘
✓ 날개뼈 안쪽 힘
✓ 가운데 등 힘
✓ 아래쪽 등 힘
✓ 겨드랑이 아래 힘 (Teres minor)
✓ 날개뼈 쪽 근육힘 (infrasupinatus)
✓ 권장 운동법 : 운동법 18, 운동법 22, 운동법 23, 운동법 24 (Y자 방향으로 들어올리기와 더불어, 양옆으로도 각도 바꾸 어 들어 준다.), 운동법 31, 운동법 32

나를 제대로 알아야 의료비 절감 현실화된다.

2. 체형에 따른 필요한 스트레칭과 운동[39)40)]

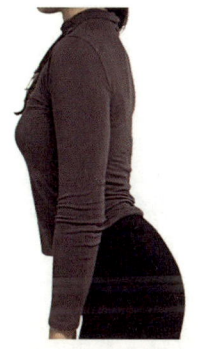

– 과도한 허리 전만 자세

필수 이완 부분

- ☑ 허리 부분 이완
- ☑ 허벅지 안쪽 부분
- ☑ 고관절 앞쪽 부분
- ☑ 옆구리 부분
- ☑ 종아리 부분
- ☑ 아킬레스건 부분
- ☑ 권장 스트레칭 : 허리 이완 호흡, 스트레칭 3(손날 세워서, 새끼손가락이 벽에 위치하도록), 스트레칭 12, 스트레칭 15, 스트레칭 16, 스트레칭 20, 스트레칭 21

필수 힘 강화 부분

- ☑ 허벅지 뒤쪽 힘
- ☑ 엉덩이 뒤쪽 힘
- ☑ 엉덩이 바깥 옆쪽 힘
- ☑ 복부 힘
  (정지 자세에서 힘 유지&체간 굽힘 힘&체간 회전 힘)
- ☑ 발 안쪽으로 미는 힘 (inversion)
- ☑ 권장 운동법 : 운동법 7, 운동법 8, 운동법 12, 운동법 16, 운동법 22, 운동법 25, 운동법 33, 운동법 34

나를 제대로 알아야 의료비 절감 현실화된다.

2. 체형에 따른 필요한 스트레칭과 운동[39)40)]

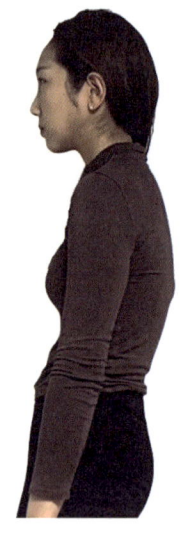

– 굽은 등 자세

필수 이완 부분

- ☑ 윗등 부분
- ☑ 날개뼈 윗
   (어깨 바로 밑에) 부분
- ☑ 목 앞부분
- ☑ 옆구리 부분 (LAT)
- ☑ 겨드랑이 아랫부분 (Teres Major)
- ☑ 날개뼈 안쪽 근육 (Subscapularis)
- ☑ 가슴 근육
- ☑ 권장 스트레칭 : 스트레칭3 (손날 세워서, 새끼손가락이 벽에 위치하도록), 스트레칭 25, 스트레칭26, 스트레칭 31, 스트레칭 32

필수 힘 강화 부분

목 앞쪽 힘
- ☑ 갈비뼈 앞쪽 힘
- ☑ 날개뼈 안쪽 힘
- ☑ 가운데 등 힘
- ☑ 아래쪽 등 힘
- ☑ 겨드랑이 아래 힘 (Teres minor)
- ☑ 날개뼈 쪽 근육 힘 (infrasupinatus)
- ☑ 권장 운동법 : 운동법 18, 운동법 22, 운동법 23, 운동법 24 (Y자 방향으로 들어올리기와 더불어, 양옆으로도 각도 바꾸어 들어 준다.), 운동법 31, 운동법 32

나를 제대로 알아야 의료비 절감 현실화된다.

2. 체형에 따른 필요한 스트레칭과 운동[39)40)]

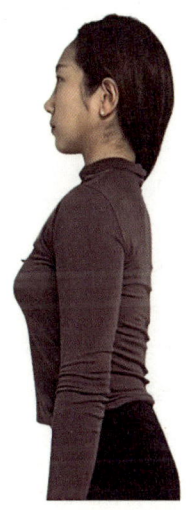

– 군인 자세

필수 이완 부분

- ✓ 골반 움직임 유발 근육
- ✓ 날개뼈 주변 근육
- ✓ 등과 허리 이어지는 부분
- ✓ 허벅지 뼈 안쪽으로 움직이는 부분
- ✓ 허벅지 뼈 바깥으로 움직이는 부분
- ✓ 윗 엉덩이부터 허리 이어지는 부분
- ✓ 권장 스트레칭 : 운동법 5, 운동법 31, 스트레칭 4, 스트레칭 28, 스트레칭 33, 허리 이완 호흡법

필수 힘 강화 부분

- ✓ 복부 힘 (정지 자세에서 힘 유지&체간 굽힘 힘)
- ✓ 아래쪽 등 힘
- ✓ 허리 펴는 힘
- ✓ 허벅지 뼈 안쪽으로 돌리는 힘
- ✓ 허벅지 뼈 바깥쪽으로 돌리는 힘
- ✓ 다리 뒤로 드는 힘
- ✓ 다리 앞으로 드는 힘
- ✓ 허벅지 뼈 안쪽으로 움직이는 힘
- ✓ 허벅지 뼈 바깥으로 움직이는 힘
- ✓ 권장 운동법 : 운동법 6, 운동법 7, 운동법 8, 운동법 9, 운동법 10, 운동법 11, 운동법 24, 운동법 25, 운동법 27, 운동법 33

나를 제대로 알아야 의료비 절감 현실화된다.

2. 체형에 따른 필요한 스트레칭과 운동[39)40)]

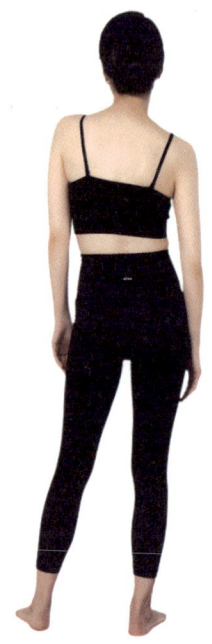

– 척추측만 자세

1) 오른쪽으로 역 C자로 휘어져 있는 상태
2) 왼쪽으로 C자로 휘어져 있는 상태
3) 흉추는 오른쪽으로 역 C자로 휘고, 요추는 왼쪽으로 C자로 휘어져 있는 상태
4) 흉추는 왼쪽으로 C자 로 휘고, 요추는 역 C자로 휘어져 있는 상태

필수 이완 부분

- ☑ 경우의 수가 너무 많아 개인마다 상이함 그러나, 1),2),3),4) 경우 모두에 해당되는 것
- ☑ 목 (양 옆 & 앞 뒤) 부분
- ☑ 어깨 주변 근육
- ☑ 몸통(앞&옆)부분
- ☑ 엉덩이 근육
- ☑ 다리 앞&뒤&안쪽& 바깥쪽 근육
- ☑ 허리 근육
- ☑ 등 근육
- ☑ 복부 근육
- ☑ 권장 스트레칭 : 스트레칭 3 (손날 세워서, 새끼손가락이 벽에 위치하도록), 스트레칭 13, 스트레칭 14, 스트레칭 15, 스트레칭 16, 스트레칭 17, 스트레칭 25, 스트레칭 26, 스트레칭 27, 스트레칭 28, 스트레칭 29, 허리 이완 호흡

필수 힘 강화 부분

- ☑ 경우의 수가 너무 많아 개인마다 상이함 그러나, 1),2),3),4) 경우 모두에 해당되는 것
- ☑ 허리 측면 힘
- ☑ 골반 양옆으로 회전 하는 힘
- ☑ 복부 힘
  (정지 자세에서 힘 유 지&체간 굽힘 힘)
- ☑ 엉덩이 힘
- ☑ 허리 가운데 힘
- ☑ 몸통 회전 힘
- ☑ 고관절 앞쪽 힘
- ☑ 권장 운동법 : 운동법 6, 운동법 9, 운동법 22, 운동법 25, 운동법 27, 운동법 28, 운동법 33, 운동법 35

나를 제대로 알아야 의료비 절감 현실화된다.

2. 체형에 따른 필요한 스트레칭과 운동[39)40)]

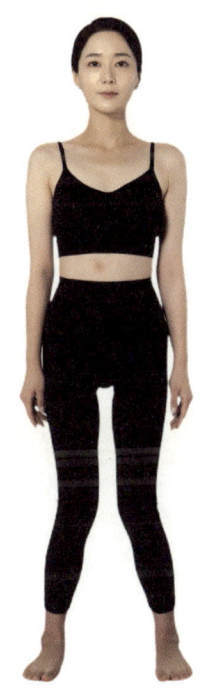

– X 다리

> **필수 이완 부분**
>
> - ☑ 발을 내 몸쪽으로 당길 때 쓰이는 근육
> - ☑ 발을 바깥쪽으로 밀 때 쓰이는 근육
> - ☑ 무릎을 접을 때 쓰이는 근육
> - ☑ 무릎을 안쪽으로 돌아가게 만드는 근육
> - ☑ 다리를 앞으로 들 때 쓰이는 근육
> - ☑ 다리를 안쪽으로 모을 때 쓰이는 근육
> - ☑ 허벅지 뼈를 안쪽으로 돌릴 때 쓰이는 근육
> - ☑ 권장 스트레칭 : 12, 13, 14, 15, 16, 19, 20, 21, 22, 23, 29, 34
>
> **필수 힘 강화 부분**
>
> - ☑ 발을 아래로 내리는 힘
> - ☑ 발을 안쪽으로 미는 힘
> - ☑ 무릎을 펴는 힘
> - ☑ 무릎을 바깥으로 돌리는 힘
> - ☑ 다리를 뒤로 드는 힘
> - ☑ 다리를 바깥으로 벌리는 힘
> - ☑ 허벅지 뼈를 바깥으로 돌리는 힘
> - ☑ 복부 힘(정지 자세에서 힘 유지)
> - ☑ 권장 운동법 : 7, 11, 13, 15, 16, 25

나를 제대로 알아야 의료비 절감 현실화된다.

2. 체형에 따른 필요한 스트레칭과 운동[39)40)]

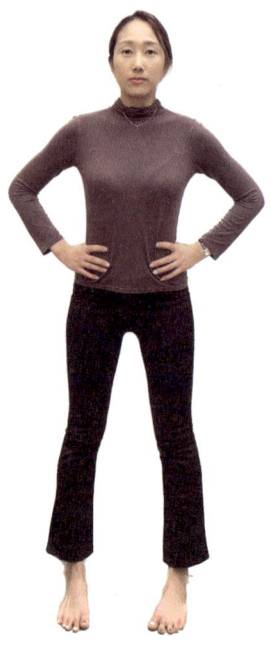

– O 다리 자세

무릎이 과도하게 펴지며, 발 아치가 무너진 O다리 (Hip IR & 정강이 IR)

필수 이완 부분

- ✓ 발을 내 몸쪽으로 당길 때 쓰이는 근육
- ✓ 발을 바깥쪽으로 밀 때 쓰이는 근육
- ✓ 무릎을 펼 때 쓰이는 근육
- ✓ 다리를 앞으로 들 때 쓰이는 근육
- ✓ 다리를 안쪽으로 모을 때 쓰이는 근육
- ✓ 허벅지 뼈를 안쪽으로 돌릴 때 쓰이는 근육
- ✓ 권장 스트레칭 : 스트레칭 12, 스트레칭 14, 스트레칭 15, 스트레칭 16, 스트레칭 22, 스트레칭 23, 스트레칭 19, 스트레칭 34

필수 힘 강화 부분

- ✓ 발을 아래로 내리는 힘
- ✓ 발을 안쪽으로 미는 힘
- ✓ 무릎을 굽히는 힘
- ✓ 다리를 뒤로 드는 힘
- ✓ 다리를 바깥으로 벌리는 힘
- ✓ 허벅지 뼈를 바깥으로 돌리는 힘
- ✓ 복부 힘 (정지 자세에서 힘 유지)
- ✓ 권장 운동법 : 운동법 15, 운동법 16, 운동법 12, 운동법 7, 운동법 8, 운동법 11, 운동법 25

나를 제대로 알아야 의료비 절감 현실화된다.

2. 체형에 따른 필요한 스트레칭과 운동[39)40)]

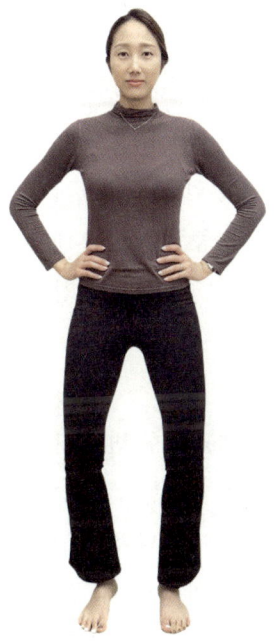

– O 다리 자세

무릎이 굽혀지며,
발아치가
무너지지 않은 O다리
(Hip ER & 정강이 ER)

필수 이완 부분
☑ 발을 아래쪽으로 내릴 때 쓰는 근육
☑ 발은 안쪽으로 밀 때 쓰는 근육
☑ 무릎을 펴는 근육
☑ 다리를 뒤로 들 때 쓰는 근육
☑ 다리를 바깥으로 들 때 쓰는 근육
☑ 허벅지 뼈를 바깥으로 돌릴 때 쓰는 근육
☑ 고관절 앞쪽 근육
☑ 권장 스트레칭 : 스트레칭 12, 스트레칭 13, 스트레칭 14, 스트레칭 17, 스트레칭 18, 스트레칭 20, 스트레칭 21, 스트레칭 22

필수 힘 강화 부분
☑ 발을 내 몸쪽으로 당길 때 쓰는 힘
☑ 발을 바깥쪽으로 밀 때 쓰는 힘
☑ 무릎을 접는 힘
☑ 무릎을 안쪽으로 돌리는 힘
☑ 다리를 앞으로 들어 올리는 힘
☑ 다리를 안쪽으로 움직이는 힘
☑ 허벅지 뼈를 안쪽으로 돌리는 힘
☑ 복부 힘 (정지 자세에서 힘 유지)
☑ 권장 운동법 : 운동법 6, 운동법 9, 운동법 10, 운동법 12, 운동법 14, 운동법 17, 운동법 25

허리 이완 호흡법: 엎드려서 코로 마시는 호흡 3초, 내쉬는 호흡 4초를 이어가며 허리 주변 근육 긴장도를 떨어뜨리는 호흡 법
* 꿀Tip. 호흡 마실 때 복부&허리 부분 팽창되고, 호흡 내쉴 때 허리 쪽 근육 힘이 빠지는 것을 인식하는 것이 포인트.
O다리와 X다리는 전형적으로 위와 같을 수 있지만, 여러 가지 유형이 있으므로 꼭 전문가의 평가 및 도움을 받아 교정 운동을 진행하는 것이 좋다.

나를 제대로 알아야 의료비 절감 현실화된다.

　어떤 사람은 O다리이면서, 척추측만을 가지고 있을 수 있고, 어떤 사람은 X자 다리이면서, 과도하게 전만인 허리를 가지고 있을 수 있습니다. 이처럼 다양한 몸의 체형이 존재할 것입니다. 하지만, 필자는 모든 사람의 체형은 큰 틀에서 정상 체형 포함하여 위의 8가지 유형에서 벗어날 수 없다고 생각합니다. 즉, O다리이면서, 척추 측만을 가지고 있더라도 O다리가 더 심각하면 O다리 유형으로 생각하고, 척추 측만이 더 심각하면 척추 측만 유형으로 분류할 수 있습니다. 이후, 제일 심각한 체형 변형이 해결되면, 두 번째로 심각한 체형 유형에 대상자를 포함 시킬 수 있겠지요. 어렵게 생각하지 마시고, 무엇보다 당황하지 마시고, 각 본인이 해당하는 체형에 필요한 운동들을 하나씩 해 나아가십시오. 우리 몸은 하는 만큼 효과가 나오는 정직한 기계입니다. 포기 없이 하나씩 해 나간다면 본인도 모르는 사이에 바른 자세가 점차 본인 것이 되어 있을 것입니다. 다만, 꼭 규칙적으로 꾸준히 통증 없는 범위 내에서 해 나아가십시오. 교정 운동에서 강도 설정 핵심은 통증 없는 범위 내에서 꾸준히 할 수 있을 강도를 차근차근 설정해 나가는 것입니다.

　내게 가장 많이 교정 운동이 필요한 체형 변형 유형이 무엇일지 생각하고, 해당 체형 변형 교정에 필요한 운동 먼저 차근차근해 나아가십시오! 경도를 따지고, 내게 무엇이 제일 필요할지 생각하며, 우왕좌왕 이것저것 했다 안했다 하기보다는 순서를 정해 필요한 것을 하나씩 꾸준히 해 나아 가십시오. 처음은 힘들어도, 분명 어느 순간이 지나면 조금씩 좋아지는 나의 모습에 보람과 재미를 느끼실 수 있을 것입니다.

나를 제대로 알아야 의료비 절감 현실화된다.

3-3. 관절 건강 알아보기

　체형을 알아보시고, 해당 체형별 변형을 유발하는 타이트한 근육과 약화된 근육에 대해 이해를 완벽히 하셨다면, 이제 관절별 건강도를 체크해 볼 시간입니다. 보통 닭이 먼전지 달걀이 먼저인지는 말할 수 없지만, 변형된 체형과 제한되는 관절가동범위는 연관성이 있기 때문입니다. 예를 들어, 라운드 숄더나 굽은등의 체형을 가지신 분들은 어깨 움직임에 제한이 올수 있고, 어깨의 부상이 있는 분들은 생활속에서 어깨 통증을 피하는 자세를 자연스럽게 찾다가 굽은등 체형으로 변화가 올 수 있는 것처럼 말이죠. 아래 정리된 각 관절의 정상 움직임 범위를 참고하여, 나의 관절 움직임 중 불편함 혹은 정상 움직임 범위가 나오지 않는 곳은 없는지 체크해 봅시다.

1. 관절들의 움직임이 모두 잘 나오는지 확인하기[30]

1. "어깨관절" : 앞으로 팔 들어 올리기

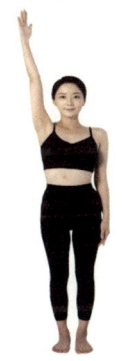

[동작 설명]
1. 정상범위는 0~160~180도
2. 허리나 골반을 뒤로 젖히지 않는다.

* 필요 스트레칭법
　스트레칭1번, 3번, 4번, 6번

2. "어깨관절" : 뒤로 팔 젖히기

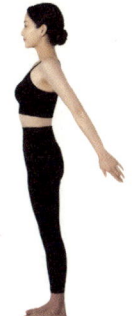

[동작 설명]
1. 정상범위는 0~45~60도
2. 허리나 골반을 뒤로 젖히지 않는다.

* 필요 스트레칭법
　스트레칭 2번, 6번, 8번

나를 제대로 알아야 의료비 절감 현실화된다.

3. "어깨관절" : 옆으로 팔 올리고 내리기

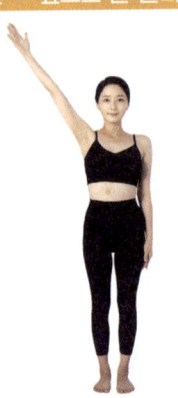

[동작 설명]
1. 정상범위는 0~170~180도
2. 목과 어깨가 긴장되지 않는 상태에서 한다.

* 필요 스트레칭법
  스트레칭 3번, 4번, 6번

4. "어깨관절" : 팔을 차렷자세에서 최대한 배꼽 및 반대쪽으로 가져오기

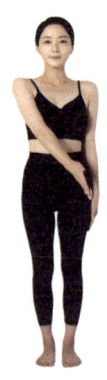

[동작 설명]
1. 정상범위는 0~45~75도
2. 양어깨가 일직 선상에 유지되는 상태에서 한다.

* 필요 스트레칭법
  스트레칭 4번, 9번

나를 제대로 알아야 의료비 절감 현실화된다.

5. "어깨관절" : 팔꿈치 90도 접어 손을 위 아래 혹은 안팎으로 움직여 보기

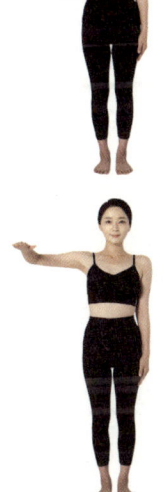

[동작 설명]
1. 정상범위는 0~80~90도
2. 몸통이 찌그러지지 않으며, 팔꿈치는 옆구리에 붙이고 혹은 같은 지점에서 고정한 상태로 한다.

* 필요 스트레칭법 & 운동법
  스트레칭 5번, 6번
  운동법 29번, 30번

6. "어깨관절" : 한 팔씩 열중 쉬어 자세로 손등을 반대쪽 날개뼈 쪽으로 가져가 보기

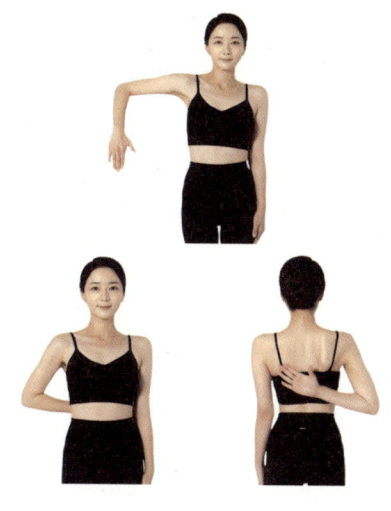

[동작 설명]
1. 정상범위는 0~60~90도
2. 몸통이 최대한 찌그러지지 않는 상태를 유지하며 한다.

* 필요 스트레칭법
  스트레칭 7번

나를 제대로 알아야 의료비 절감 현실화된다.

7. "주관절 (팔꿈치)" : 팔꿈치를 접어 손바닥을 어깨 쪽으로 가져오기

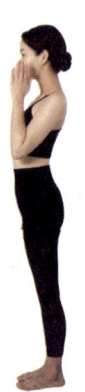

[동작 설명]
1. 정상범위는 0~150도
2. 팔꿈치를 옆구리에 붙인 상태로 유지하며 한다.

* 필요 스트레칭법
  스트레칭 9번

8. "주관절 (팔꿈치)" : 팔꿈치를 최대한 펴보기

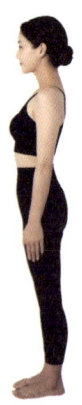

[동작 설명]
1. 정상범위는 남성 0도, 여성 0~과신전 10도
2. 팔꿈치를 옆구리에 붙인 상태로 유지하며 한다.

* 필요 스트레칭법
  스트레칭 8번

나를 제대로 알아야 의료비 절감 현실화된다.

9. "주관절 (팔꿈치)" : 전완 (팔꿈치부터 손까지의 팔)을 앞으로 돌려보기

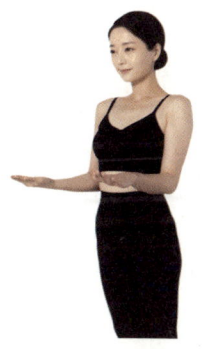

[동작 설명]
1. 정상범위는 0~90도
2. 팔꿈치를 옆구리에 붙인 상태로 유지하며 한다.

* 필요 스트레칭법 & 운동법
  스트레칭10번
  운동법 1번

10. "주관절 (팔꿈치)" : 전완 (팔꿈치부터 손까지의 팔)을 밖으로 돌려보기

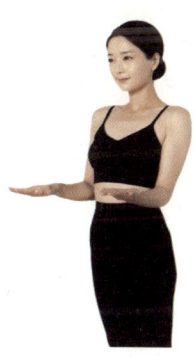

[동작 설명]
1. 정상범위는 0~90도
2. 팔꿈치를 옆구리에 붙인 상태로 유지하며 한다.

* 필요 스트레칭법 & 운동법
  스트레칭11번
  운동법 2번

나를 제대로 알아야 의료비 절감 현실화된다.

11. "손목관절" : 손등이 천장을 향하게 한 상태로 하여 손바닥을 아래로 내려 보기

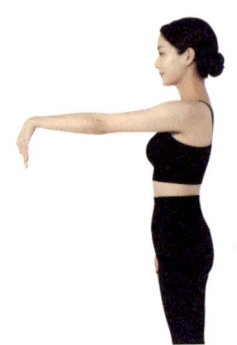

[동작 설명]
1. 정상범위는 0~90도
2. 팔꿈치가 굽혀지지 않고 팔꿈치와 손목이 일직선 상에 유지되는 상태로 한다.

* 필요 스트레칭법 & 운동법
  스트레칭10번
  운동법 1번

12. "손목관절" : 손등이 천장을 향하게 한 상태로 하여 손등을 내 몸쪽으로 당겨보기

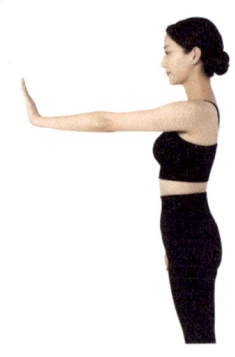

[동작 설명]
1. 정상범위는 0~90도
2. 팔꿈치를 옆구리에 붙인 상태로 유지하며 한다.

* 필요 스트레칭법 & 운동법
  스트레칭11번
  운동법 2번

나를 제대로 알아야 의료비 절감 현실화된다.

13. "손목관절" : 손바닥이 서로 마주보게 앞으로 나란히 한 후, 엄지손가락이 내 몸쪽을 향하게 위로 들어보기

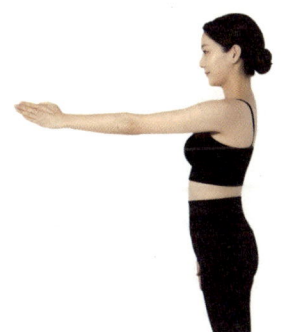

[동작 설명]
1. 정상범위는 0~20도
2. 팔꿈치와 손목이 일직선상에 유지되는 상태로 한다.

* 필요 운동법
  운동법 3번

14. "손목관절" : 손바닥이 서로 마주 보게 앞으로 나란히 한 후, 새끼손가락이 내 몸쪽을 향하게 아래로 내려 보기

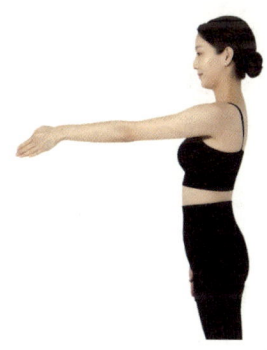

[동작 설명]
1. 정상범위는 0~90도
2. 팔꿈치를 옆구리에 붙인 상태로 유지하며 한다.

* 필요 스트레칭법 & 운동법
  스트레칭 11번
  운동법 2번

나를 제대로 알아야 의료비 절감 현실화된다.

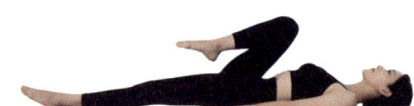

15. "고관절 (다리 움직임)" : 누운 자세에서 무릎을 구부려 가슴 쪽으로 당겨오기

[동작 설명]
1. 정상범위는 0~135도
2. 골반이 끼는 느낌이 들기 전까지.

* 필요 스트레칭법
  스트레칭12번

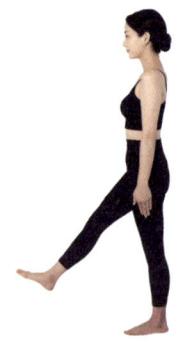

16. "고관절 (다리 움직임)" : 선 자세에 서 무릎을 편 상태로 다리 위로 들기

[동작 설명]
1. 정상범위는 0~90도
2. 허리가 말리지 않는 상태로 한다.
3. 스트레칭 13번, 19번, 운동법 5번, 6번, 13번

* 필요 스트레칭법 & 운동법
  스트레칭13번, 19번
  운동법 5번, 6번, 13번

17. "고관절 (다리 움직임)" : 엎드리거나, 선 자세에서 무릎 편 상태로 다리 뒤로 (위로) 들어 올리기

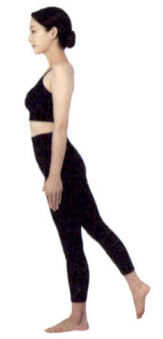

[동작 설명]
1. 정상범위는 0~30도
2. 허리가 꺾이지 않는 상태로 한다.
3. 스트레칭 12번, 14번 운동법 5번, 7번, 12번

* 필요 스트레칭법 & 운동법
  스트레칭12번, 14번
  운동법 5번, 7번, 12번

나를 제대로 알아야 의료비 절감 현실화된다.

18. "고관절 (다리 움직임)" 누워서 혹은 서서 한 다리를 옆으로 들어 올리기

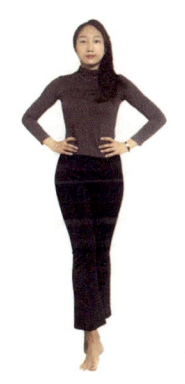

[동작 설명]
1. 정상범위는 0~45~50도
2. 몸통이 찌그러지지 않는 상태로 한다.
3. 스트레칭 15번, 16번, 운동법 8번, 11번, 26번

* 필요 스트레칭법 & 운동법
  스트레칭 15번, 16번
  운동법 8번, 11번, 26번

19. "고관절 (다리 움직임)" 누워서 혹은 서서 한 다리를 반대편 다리쪽으로 가지고 오기

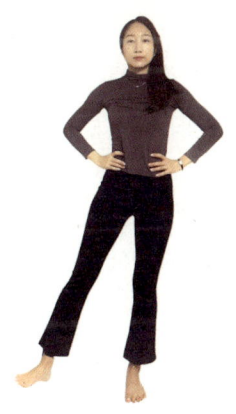

[동작 설명]
1. 정상범위는 0~30도
2. 몸통이 찌그러지지 않는 상태로 한다.
3. 스트레칭 17번, 18번, 운동법 9번, 10번, 26번

* 필요 스트레칭법 & 운동법
  스트레칭 17번, 18번
  운동법 9번, 10번, 26번

나를 제대로 알아야 의료비 절감 현실화된다.

20. "고관절 (다리 움직임)" : 의자에 걸터 앉아 발(무릎에서 발까지)을 바깥으로 보내기

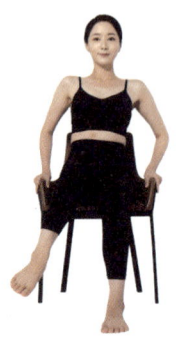

[동작 설명]
1. 정상범위는 0~35도
2. 골반이 틀어지지 않는 상태로 한다.

* 필요 스트레칭법 & 운동법
  스트레칭 17번, 18번
  운동법 5번, 10번

21. "고관절 (다리 움직임)" : 의자에 걸터 앉아 발(무릎에서 발까지)을 안으로 보내기

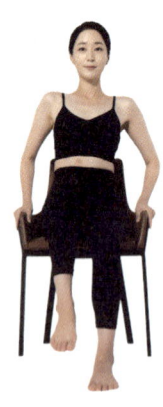

[동작 설명]
1. 정상범위는 0~45도
2. 골반이 틀어지지 않는 상태로 한다.

* 필요 스트레칭법 & 운동법
  스트레칭 15번
  운동법 5번, 11번

나를 제대로 알아야 의료비 절감 현실화된다.

22. "슬관절 (무릎관절)" : 엎드려서 혹은 서서 무릎을 굽혀 발을 엉덩이 쪽으로 가져오기

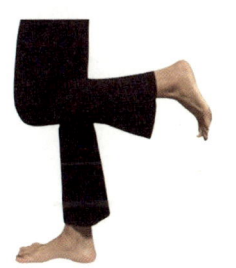

[동작 설명]
1. 정상범위는 0~160도
2. 허리가 꺾이지 않는 상태로 한다.

* 필요 스트레칭법 & 운동법
 스트레칭 14번
 운동법 12번

23. "슬관절 (무릎관절)" : 서서 무릎을 최대한 펴기

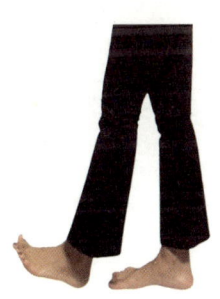

[동작 설명]
1. 정상범위는 남성 0도, 여성 0~ 과신전 15도
2. 허리가 말리지 않는 상태로 한다.

* 필요 스트레칭법 & 운동법
 스트레칭 13번
 운동법 13번

나를 제대로 알아야 의료비 절감 현실화된다.

24. "발목관절" : 발가락을 내 몸쪽으로 당기기

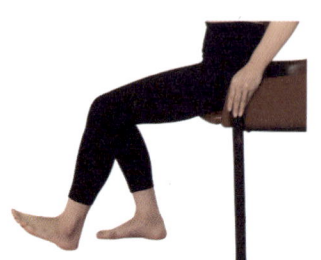

[동작 설명]
1. 정상범위는 0~20도
2. 무릎에서 발목까지는 고정된 상태로 발만 움직이도록 한다.

* 필요 스트레칭법 & 운동법
　스트레칭 20번, 21번
　운동법 14번

25. "발목관절" : 발가락을 내 몸에서 멀리 보내기

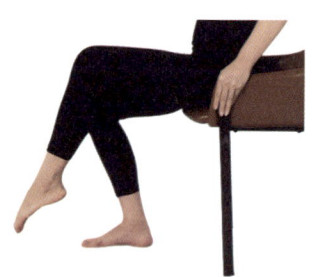

[동작 설명]
1. 정상범위는 0~50도
2. 무릎에서 발목까지는 고정된 상태로 발만 움직이도록 한다.

* 필요 스트레칭법 & 운동법
　스트레칭 22번, 23번
　운동법 15번

나를 제대로 알아야 의료비 절감 현실화된다.

26. "발목관절" : 엄지발가락을 몸의 중심선쪽으로 당기기

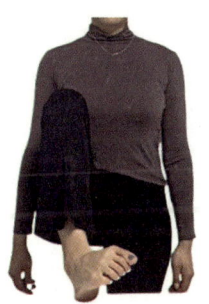

[동작 설명]
1. 정상범위는 0~5도
2. 무릎에서 발목까지는 고정된 상태로 발만 움직이도록 한다.

* 필요 스트레칭법 & 운동법
  스트레칭 21번, 23번
  운동법 16번

27. "발목관절" : 엄지발가락을 몸의 중심선과 멀어지게 보내기

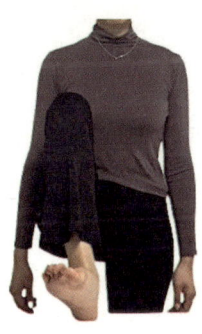

[동작 설명]
1. 정상범위는 0~5도
2. 무릎에서 발목까지는 고정된 상태로 발만 움직이도록 한다.

* 필요 스트레칭법 & 운동법
  스트레칭 20번, 21번
  운동법 17번

나를 제대로 알아야 의료비 절감 현실화된다.

28. "목관절" : 턱을 가슴과 가까워지게 당기기

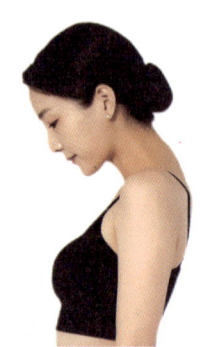

[동작 설명]
1. 정상범위는 0~30도, 0~30~40도
2. 허리가 말리지 않는 상태로 한다.

* 필요 스트레칭법 & 운동법
  스트레칭 24번
  운동법 18번

29. "목관절" : 엎드려서, 턱이 가슴과 멀어지게 머리를 뒤로 젖히기

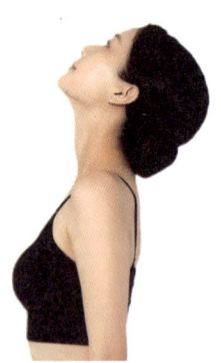

[동작 설명]
1. 정상범위는 0~45도
2. 허리가 꺾이지 않는 상태로 한다.

* 필요 스트레칭법 & 운동법
  스트레칭 25번
  운동법 19번

나를 제대로 알아야 의료비 절감 현실화된다.

30. "목관절" : 머리를 좌우로 최대한 돌리기

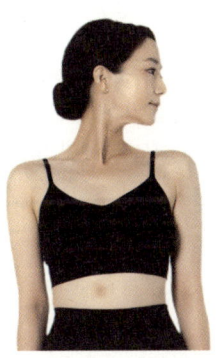

[동작 설명]
1. 정상범위는 0~80도
2. 몸통이 회전되지 않는 상태에서 한다.

* 필요 스트레칭법 & 운동법
  스트레칭 26번
  운동법 20번

31. "목관절" : 귀와 어깨가 가까워지게 머리를 최대한 갸우뚱 기울이기

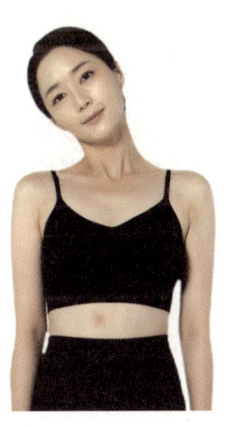

[동작 설명]
1. 정상범위는 0~45도
2. 양어깨가 일직선상에 유지되는 상태에서 한다.

* 필요 스트레칭법 & 운동법
  스트레칭 27번
  운동법 21번

나를 제대로 알아야 의료비 절감 현실화된다.

32. "몸통 움직임" : 선 자세에서 상체를 앞으로 숙이기

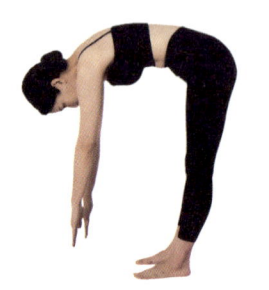

[동작 설명]
1. 정상범위는 0~80도 (평균적으로 지면에서 10~15cm 지점까지 손끝이 위치해야 함)
2. 허리가 평소에 아팠던 분들은 해당 동작시 천천히 하며, 무리 없이 조심해서 수행한다.

* 필요 스트레칭법
  스트레칭 28번

33. "몸통 움직임" : 엎드려서 상체를 뒤로 들기

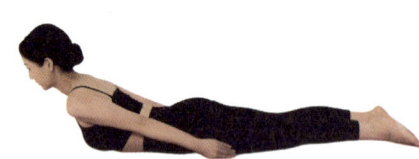

[동작 설명]
1. 정상범위는 0~20~30도
2. 허리가 평소에 아팠던 분들은 해당 동작시 천천히 하며, 무리 없이 조심해서 수행한다.

* 필요 스트레칭법 & 운동법
  스트레칭 25번
  운동법 27번

나를 제대로 알아야 의료비 절감 현실화된다.

34. "몸통 움직임" : 양손을 머리 뒤에서 깍지 끼고, 선 자세에서 몸통을 좌우로 회전 시키기

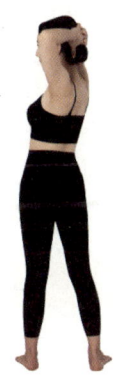

[동작 설명]
1. 정상범위는 0~20~45도
2. 골반이 따라가지 않는 선상에서 한다.

* 필요 스트레칭법 & 운동법
  스트레칭 30번
  운동법 22번

    관절 움직임이 정상범위가 못 나온 것이 있다면, 정상범위 만들기가 먼저 필요합니다. 즉, 내게 지금 필요한 운동은 무작정 스쿼트 100개, 플랭크 30초를 하는 것이 아닌 '관절 정상 가동범위 만들기'라는 것이죠.[31][32] 만약, 각 관절 범위가 정상범위가 아니고 통증이 동반된다면, 꼭 전문가와 상담을 통해 해당 관절 범위를 정상화하는 운동과 스트레칭을 겸행하여야 합니다. 하지만, 통증이 없고, 각 관절 가동범위가 정상범위에 들어오지 않는다면, 다음 챕터에서 안내드리는 스트레칭 및 운동 방법으로 조금씩 천천히 가동범위를 만들어 내 몸이 운동할 준비가 되도록 하는 것을 권장합니다.

나를 제대로 알아야 의료비 절감 현실화된다.

3-4. 관절 건강 회복을 위한 운동과 스트레칭

각 관절 범위 제한이 있을 때 관절 건강 회복에 도움을 주는 스트레칭과 운동을 이번 챕터에서는 정리해 두었습니다. 스트레칭은 아래 소개하는 3가지 스트레칭 방법을 참고하시어, 운동 전에는 동적 스트레칭, 운동 후에는 정적 스트레칭, 통증없이 가동범위를 높이고 싶은 (보통 조심스럽게 운동을 해야하는) 경우에는 PNF 스트레칭 방법으로 실천하시는 것을 권장드립니다.

(확실한 개선 효과를 위해서는 최소 꾸준히 3~6개월 동안 실천 하실 것을 권장 드립니다.)

종류	방법	강도 설정
정적 스트레칭	운동 시작 최소 30분 이전 & 운동 후 & 혹은 일상생활에서 틈틈이 각 관절별 가동 각도 및 통증 없는 범위 내에서 호흡과 함께 자세 유지 (편하게 힘 빼고 근육을 늘린다는 자세로)	10초 이상 30초 미만 3~5세트 *제일 중요한 것은 호흡*
동적 스트레칭	운동 시작 시 & 혹은 일상생활에서 틈틈이 각 관절별 가동 각도 및 통증 없는 범위 내에서 호흡과 함께 부드럽게 움직이기	최대 가동범위 움직임 1회 기준 10회씩 3~5세트 *호흡 중요*
PNF 스트레칭	운동 시작 최소 30분 전 & 운동 후 & 일상생활에서 틈틈이 각 관절 가동 각도 및 통증 없는 범위 내에서 늘리고자 하는 방향의 반대 방향에서 힘을 7초간 주어 버티는 힘 유지 후, 바로 늘리고자 하는 방향으로 움직임 최대로 만들기	7초간 늘리고자 하는 방향의 반대 방향에서 버티는 힘 유지 후, 10초간 늘리고자 하는 방향의 움직임으로 자세 유지 3~5번 반복 *늘리고자 하는 방향의 반대 방향에서 힘을 7초간 줄 때는 호흡을 잠시 참게 되므로 고혈압 환자에게는 권장하지 않음*

* 주의사항 *
운동 전 과도한 스트레칭은 부상을 야기할 수 있으니, 꼭 과하지 않게 적당히 최소 30분 이전에 수행 권장한다.

나를 제대로 알아야 의료비 절감 현실화된다.

1. 정상 가동범위 만들어주는 간단 스트레칭

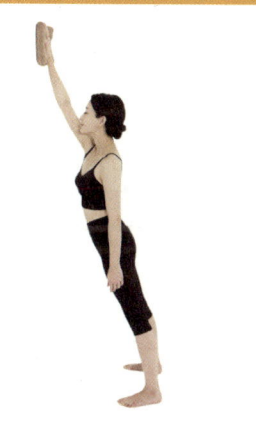

스트레칭 1번

[동작 설명]

1. 벽을 마주 본 상태로 수건을 놓고 천천히 무게를 실어 손을 위로 올려 준다.

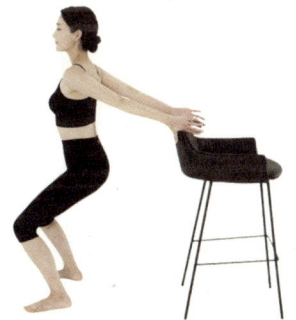

스트레칭 2번

[동작 설명]

1. 테이블을 등지고 서서, 손날을 세워, 서서히 키 높이를 낮추며 스트레칭 한다.

나를 제대로 알아야 의료비 절감 현실화된다.

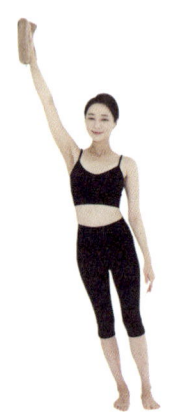

스트레칭 3번

[동작 설명]
1. 벽 옆에 서서 수건을 놓고 천천히 무게를 실어 손을 위로 올려 준다.

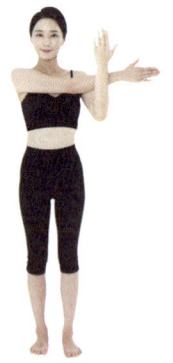

스트레칭 4번

[동작 설명]
1. 스트레칭 하고자 하는 팔을 쭉 펴고 내 몸 앞으로 가져온다.
2. 스트레칭 하고자 하는 팔의 반대 팔을 접어, 스트레칭 하는 팔을 감싼 후, 내 몸쪽으로 당겨 준다.
3. 이때 스트레칭 하는 측 어깨와 귀는 멀게 유지하며, 어깨 바깥면의 스트레칭 느낌을 확인한다.

나를 제대로 알아야 의료비 절감 현실화된다.

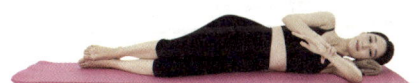

스트레칭 5번

[동작 설명]

1. 스트레칭 하고자 하는 팔이 바닥 쪽으로 오도록 옆으로 돌아 눕는다.
2. 스트레칭 하고자 하는 팔의 팔꿈치가 어깨와 일직선상에 있도록 팔을 뻗고, 90도 접어 준다.
3. 스트레칭 하는 측 팔의 팔목을 반대 손으로 잡고 아래로 지그시 눌러 준다.

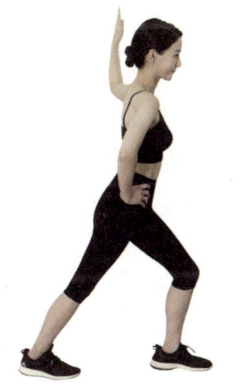

스트레칭 6번

[동작 설명]

1. 팔을 45도 접어 손바닥부터 팔꿈치가 벽에 부착되도록 한 후, 스트레칭 하고자 하는 측 팔과 같은 발을 한 걸음 앞으로 내밀며, 몸통 및 어깨를 앞으로 체중을 실어 밀어준다.
2. 팔을 90도 접어 손바닥부터 팔꿈치가 벽에 부착되도록 한 후, 스트레칭 하고자 하는 측 팔과 같은 발을 한 걸음 앞으로 내밀며, 몸통 및 어깨를 앞으로 체중을 실어 밀어준다.
3. 팔을 120도 접어 손바닥부터 팔꿈치가 벽에 부착되도록 한 후, 스트레칭 하고자 하는 측 팔과 같은 발을 한 걸음 앞으로 내밀며, 몸통 및 어깨를 앞으로 체중을 실어 밀어준다.

나를 제대로 알아야 의료비 절감 현실화된다.

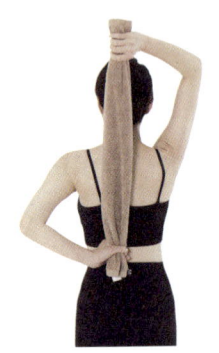

스트레칭 7번

[동작 설명]
1. 스트레칭 하고자 하는 측 팔을 아래로, 반대 팔을 위로 접어들어, 양손으로 수건을 세로로 잡는다.
2. 이후, 천천히 위에 손을 위로 들어 올리며, 통증 없는 범위 내에서 스트레칭 한다.

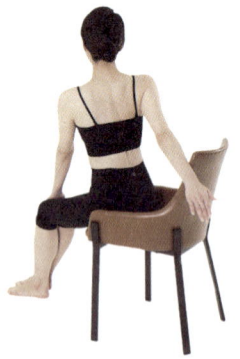

스트레칭 8번

[동작 설명]
1. 의자 끝에 걸터앉아 한 손을 의자 등받이에 고정 후, 몸통 및 어깨를 앞으로 밀어준다.

나를 제대로 알아야 의료비 절감 현실화된다.

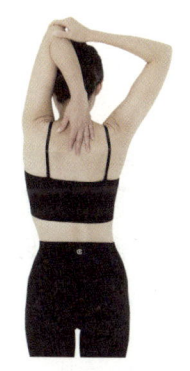

스트레칭 9번

[동작 설명]
1. 스트레칭 하고자 하는 팔을 위로 들어 접어, 해당 팔의 팔꿈치를 반대 손으로 잡아 아래로 눌러 준다.

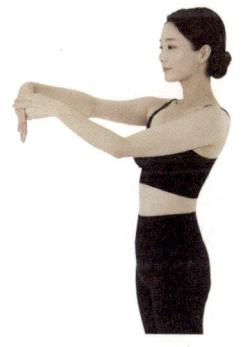

스트레칭 10번

[동작 설명]
1. 스트레칭 하고자 하는 측 팔은 되도록 쭉 편 상태를 유지한다.
2. 스트레칭 하고자 하는 팔의 손등을 반대 측 손으로 잡아 내 몸 쪽으로 당겨오며 스트레칭 한다.

나를 제대로 알아야 의료비 절감 현실화된다.

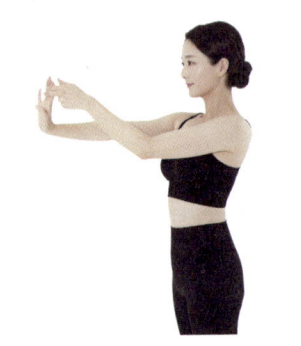

스트레칭 11번

[동작 설명]

1. 스트레칭 하고자 하는 측 팔은 되도록 쭉 편 상태를 유지하며, 스트레칭 하고자 하는 팔의 손바닥을 반대 측 손으로 잡아 내 몸쪽으로 당겨오며 스트레칭한다.

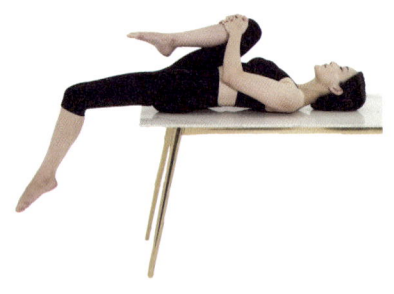

스트레칭 12번

[동작 설명]

1. 침대 끝에 엉덩이가 위치하도록 누워, 한 다리를 무릎을 접어 가슴 앞쪽으로 당겨 온다.
2. 반대 측 다리는 힘을 뺀 상태로 바닥으로 떨어뜨려 준다.
3. 바닥으로 떨어뜨린 쪽 다리의 골반 앞쪽이 스트레칭 되는지 확인한다.

나를 제대로 알아야 의료비 절감 현실화된다.

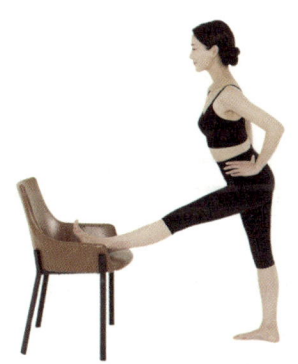

스트레칭 13번

[동작 설명]
1. 의자 위에 스트레칭 하고자 하는 측 발뒤꿈치를 올려 놓고, 천천히 상체를 숙여 스트레칭한다.
2. 최대한 무릎은 펴려고 노력하며, 상체(허리)가 굽지 않은 상태로 유지한다.
3. 조금 더 강한 스트레칭 강도를 원한다면, 오리 엉덩이** 만든 상태에서 스트레칭 하고자 하는 측 다리의 엉덩이를 뒤로 슬그머니 밀어주는 힘 유지하며 스트레칭 한다.
4. 상체를 숙였을 때 조금이라도 허리가 통증이 있거나 허리가 너무 심하게 동그랗게 말린다면, 상체를 숙이지 않고, 세운 상태로 최대한 엉덩이를 오리 엉덩이** 모양으로 만들며 허벅지 뒤쪽을 스트레칭 한다.

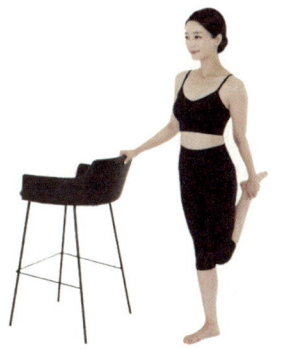

스트레칭 14번

[동작 설명]
1. 벽을 잡고 서서, 스트레칭 하고자 하는 측 발목을 잡아 엉덩이 쪽으로 당겨 주며 스트레칭 한다.
2. 가능한 무릎은 서로 붙인 상태를 유지하려고 하면 좋으나, 만약, 무릎끼리 붙이고 스트레칭을 할 때, 무릎에 불편한 느낌이 든다면, 무릎 사이 간격을 두고 수행하도록 한다.
3. 허리가 과도하게 꺾이지 않도록 복부 힘 유지하며, 엉덩이 쪽으로 당겨 준 다리의 앞쪽이 당기도록 스트레칭 한다.

나를 제대로 알아야 의료비 절감 현실화된다.

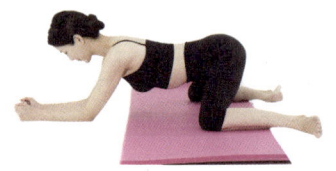

스트레칭 15번

[동작 설명]

1. 양쪽 무릎을 어깨너비 두 배로 벌려 엎드린 상태로, 천천히 엉덩이를 발 쪽으로 내려 주며 스트레칭 한다.
2. 무릎과 발뒤꿈치가 일직선상에 있는지 확인하며, 발끝은 내 몸쪽으로 당기어 놓는다.
3. 엉덩이가 발 쪽으로 내려갈 때는 허리가 살짝 동그랗게 말리고, 제자리로 엉덩이가 돌아올 때는 허리가 아래로 살짝 오목하게 내려간다.

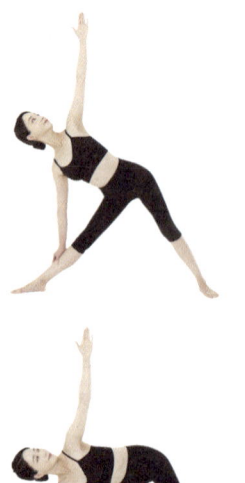

스트레칭 16번

[동작 설명]

1. 양쪽 다리를 앞뒤로 편 상태로 어깨너비 두 배 간격으로 벌리어 선다.
2. 천천히 앞쪽 다리와 같은 측 손을 바닥 쪽으로 내릴 수 있을 만큼 내려 주며, 상체를 기울여 준다.
3. 최대한 바닥 쪽으로 내린 앞쪽 다리와 같은 측 손을 정강이 혹은 허벅지 위에 고정 후, 슬그머니 엉덩이를 뒤로 밀어준다.
4. 앞쪽 다리가 안쪽으로 살짝 회전되는 느낌을 받으며, 허벅지 안쪽의 스트레칭 되는 느낌을 확인한다.

나를 제대로 알아야 의료비 절감 현실화된다.

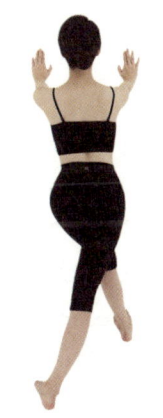

스트레칭 17번

[동작 설명]

1. 오른쪽 타겟 스트레칭
   벽을 잡고 서서 왼발은 1~2시 위치에, 오른발은 7~8시 위치에 놓고, 오른쪽 엉덩이를 오른쪽으로 천천히 체중을 실어 밀어준다.
2. 왼쪽 타겟 스트레칭
   벽을 잡고 서서 오른발은 10~11시 위치에, 왼발은 4~5시 위치에 놓고, 왼쪽 엉덩이를 왼쪽으로 천천히 체중을 실어 밀어준다.

스트레칭 18번

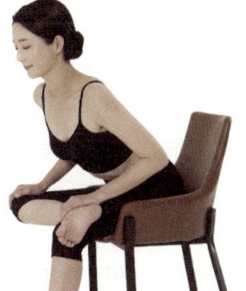

[동작 설명]

1. 의자에 앉아 발을 어깨너비로 벌린다.
2. 스트레칭 하고자 하는 측 다리를 90도 접어 발목이 반대 측 허벅지 위에 오도록 한다.
3. 슬그머니 오리 엉덩이**를 만들며, 상체를 앞으로 숙여 준다.
4. 이때 가능하다면 스트레칭 하고자 하는 측 무릎이 위로 올라오지 않도록 살짝 아래로 눌러 준다.

> **ps.** 만약, 상체를 숙였을 때 허리가 굽어지며, 허리 통증이 발생된다면, 상체를 세운 상태로, 오리 엉덩이** 상태만 유지하며, 통증이 없는 범위 내에서, 스트레칭 하고자 하는 측 무릎을 위로 올라오지 않도록 살짝 아래로 눌러 스트레칭한다.

나를 제대로 알아야 의료비 절감 현실화된다.

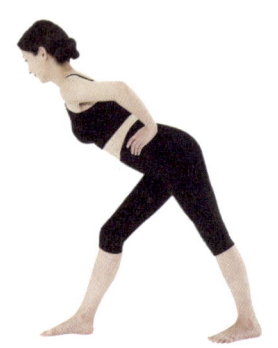

스트레칭 19번

[동작 설명]

1. 다리를 앞뒤로 어깨 너비 두 배 간격으로 벌리고 선다
2. 앞에 무릎을 살짝 구부린 상태를 유지하며, 상체를 앞으로 숙여 허벅지 뒷면을 스트레칭 한다.
3. 이때, 오리 엉덩이** 자세 유지하여, 허리는 굽지 않도록 하며, 스트레칭 하고자 하는 다리 측 엉덩이를 뒤로 빼며 스트레칭 강도를 높인다.

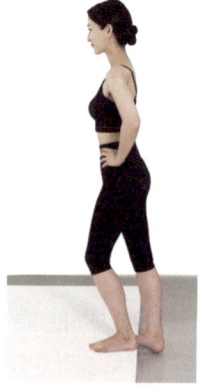

스트레칭 20번

[동작 설명]

1. 스트레칭 하고자 하는 측 발뒤꿈치만 계단 밖으로 위치하도록 하고, 스트레칭 하고자 하는 다리의 반대 다리는 온전히 발바닥 모두 계단 위에 위치하도록 한다.
2. 스트레칭 하고자 하는 다리의 반대 다리는 살짝 무릎 접으며, 스트레칭 하고자 하는 다리는 편 상태로 발뒤꿈치를 체중을 살짝 실어 아래로 내려준다.
3. 종아리 뒤쪽이 스트레칭 되는 느낌을 확인한다.
4. 중심 잡을 수 있도록 배에 힘준 상태 유지하며, 상체를 살짝 앞으로 숙여 준다.

나를 제대로 알아야 의료비 절감 현실화된다.

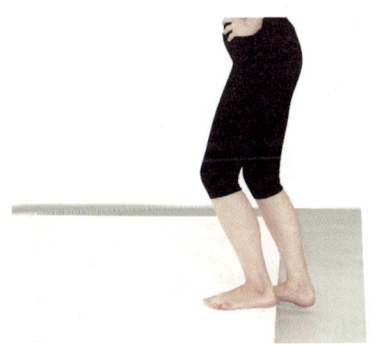

스트레칭 21번

[동작 설명]

1. 스트레칭 하고자 하는 측 발뒤꿈치만 계단 밖으로 위치하도록 하고, 스트레칭 하고자 하는 다리의 반대 다리는 온전히 발바닥 모두 계단 위에 위치하도록 한다.
2. 스트레칭 하고자 하는 다리의 반대 다리는 살짝 무릎 접으며, 몸무게를 지탱하고, 스트레칭 하고자 하는 다리는 살짝 굽힌 상태로 발뒤꿈치를 체중을 살짝 실어 아래로 내려준다.
3. 아킬레스건 주변이 스트레칭 되는 느낌을 확인한다.
4. 중심 잡을 수 있도록 배에 힘준 상태 유지하며, 상체를 살짝 앞으로 숙여 준다.

> **ps.** 되도록 안전을 위해 손잡이를 잡고 하는 것을 권장한다

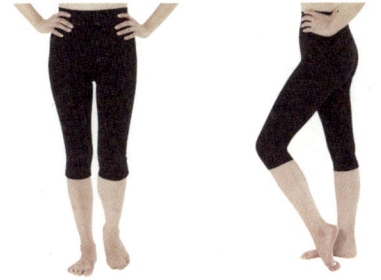

스트레칭 22번

[동작 설명]

1. 스트레칭 하고자 하는 측 다리를 살짝 무릎을 굽혀 체중을 실어 주며, 발등을 바닥으로 지그시 눌러 준다.
2. 약간 새끼발가락 쪽보다 엄지발가락 쪽으로 무게를 실어 스트레칭 해준다.

나를 제대로 알아야 의료비 절감 현실화된다.

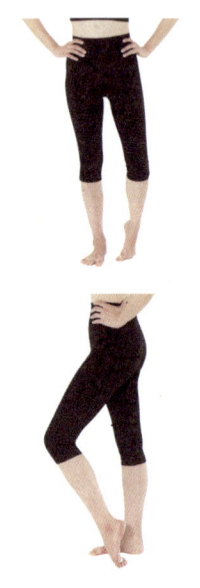

스트레칭 23번

[동작 설명]
1. 스트레칭 하고자 하는 측 다리를 살짝 무릎을 굽혀 체중을 실어 주며, 발등을 바닥으로 지그시 눌러 준다.
2. 약간 엄지발가락 쪽보다 새끼발가락 쪽으로 무게를 실어 스트레칭 해준다.

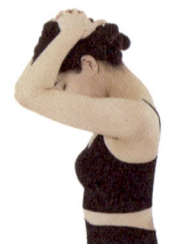

스트레칭 24번

[동작 설명]
1. 머리 뒤통수 뒤에 깍지를 껴서 목을 앞으로 숙여주며, 지그시 머리를 아래로 눌러 준다.

나를 제대로 알아야 의료비 절감 현실화된다.

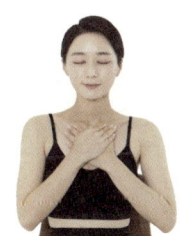

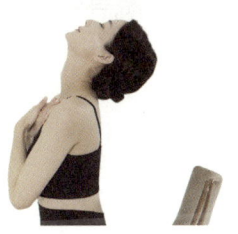

스트레칭 25번

[동작 설명]

1. 양손을 크로스로 만들어 쇄골 위에 올려놓고, 지그시 쇄골을 눌러 순 상태를 유지하며, 머리를 뒤로 젖혀 준다.

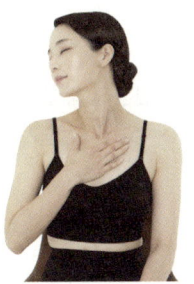

스트레칭 26번

[동작 설명]

1. 오른쪽으로 머리 돌렸을 때
   : 오른손으로 혹은 양손으로 지그시 왼쪽 쇄골을 눌러 준 상태를 유지하며, 고개를 오른쪽으로 최대한 돌려준다. 이후, 천천히 머리를 뒤로 젖혀 준다.
2. 왼쪽으로 머리 돌렸을 때
   : 왼손으로 혹은 양손으로 지그시 오른쪽 쇄골을 눌러 준 상태를 유지하며, 고개를 왼쪽으로 최대한 돌려준다. 이후, 천천히 머리를 뒤로 젖혀 준다.

돈 벌 생각말고 아낄 생각 어떠세요?

나를 제대로 알아야 의료비 절감 현실화된다.

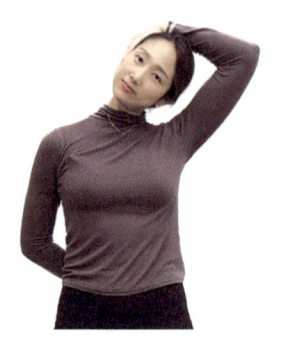

스트레칭 27번

[동작 설명]
1. 스트레칭 하고자 하는 옆 목 측 팔을 뒤로 접어 손등을 허리에 위치시킨 후, 반대 측 손으로 스트레칭 하고자 하는 측 귀를 감싼다.
2. 천천히 스트레칭 하고자 하는 옆 목의 반대쪽으로 지그시 머리를 눌러 스트레칭 한다.

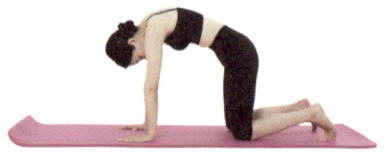
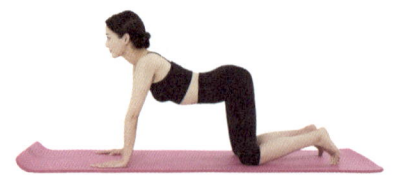

스트레칭 28번

[동작 설명]
1. 네발 기어가기 자세*에서 천천히 배꼽을 바라보며, 등을 천장 쪽으로 밀어, 등 쪽 스트레칭 느낌을 확인한다.
2. 네발 기어가기 자세*에서 천천히 정면 혹은 천장을 바라보며, 허리를 아래로 오목하게 만들어, 배쪽 스트레칭 느낌을 확인한다

나를 제대로 알아야 의료비 절감 현실화된다.

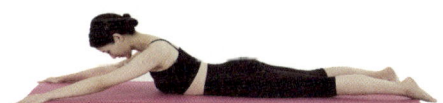

스트레칭 29번

[동작 설명]
1. 엎드린 자세에서 최대한 멀리 바닥에 양손을 어깨너비로 벌려 집어 준다.
2. 천천히 손을 몸 쪽으로 가져 오며, 허리 통증이 없는 곳까지 상체를 위로 들어 올려 스트레칭 한다.
3. 이때, 어깨와 귀는 최대한 멀게 유지하며, 시선은 정면보다는 먼 바닥 끝을 바라본다.
4. 호흡을 마실 때 배를 부풀려 복부 쪽 스트레칭에 집중하며, 등, 허리 그리고 겨드랑이 아랫부분의 힘을 유지한다.

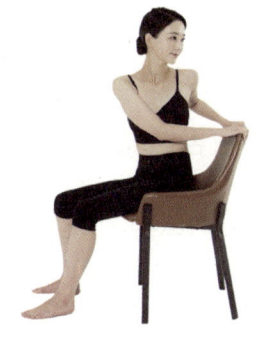

스트레칭 30번

[동작 설명]
1. 의자에 앉아, 뒤를 바라보며 양손으로 등받이를 잡는다.
2. 회전하는 방향과 반대 측 손에 힘을 주어(오른쪽으로 몸통을 회전시켜 뒤를 바라봤을 때는 왼손에 힘을 주어) 몸통과 등받이를 가깝게 만들어 준다.
3. 회전하는 방향과 반대 측 손에 힘을 주어 몸통의 회전력을 높여 준다.

나를 제대로 알아야 의료비 절감 현실화된다.

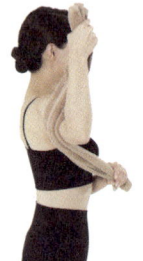 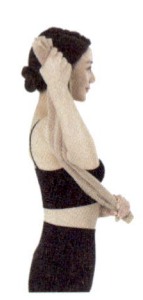

스트레칭 31번

[동작 설명]
1. 수건이나 막대기를 활용하여, 팔꿈치를 앞으로 밀어주며 날개뼈 안쪽 근육을 스트레칭 시킨다.

> **ex.** 오른팔 90도 접어 들어 오른손에 수건 끝을 잡고, 팔뚝 쪽을 한번 수건으로 감아 앞쪽에서 다른 한 손으로 당기어 준다.

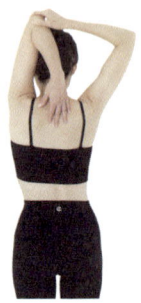 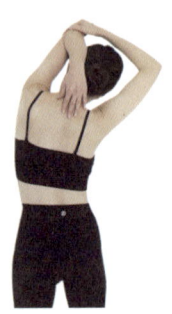

스트레칭 32번

[동작 설명]
1. 스트레칭 하고자 하는 팔을 위로 들어 접어준 후, 해당 팔의 팔꿈치를 반대 손으로 잡는다.
2. 해당 팔의 팔꿈치를 지그시 눌러주며, 몸통을 스트레칭 하고자 하는 팔과 반대쪽으로 눌러준다.
3. 스트레칭 하고자 하는 팔 측 겨드랑이 쪽이 스트레칭 되는 것을 확인한다

나를 제대로 알아야 의료비 절감 현실화된다.

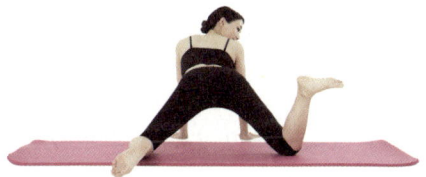

스트레칭 33번

[동작 설명]

1. 스트레칭 하고자 하는 옆 목 측 팔을 뒤로 접어 손등을 허리에 위치시킨 후, 반대 측 손으로 스트레칭 하고자 하는 측 귀를 감싼다.
2. 천천히 스트레칭 하고자 하는 옆 목의 반대쪽으로 지그시 머리를 눌러 스트레칭 한다.

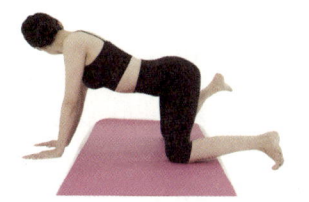

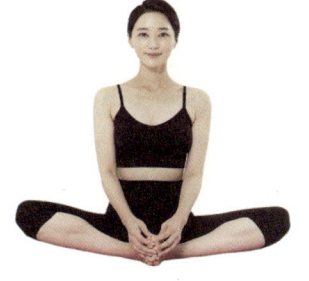

스트레칭 34번

[동작 설명]

1. 양 발바닥을 모아 양옆으로 무릎 접어 바닥에 앉아서, 상체 바르게 세운 상태로 무릎을 지그시 바닥으로 누르며, 허벅지 안쪽의 스트레칭을 한다.

나를 제대로 알아야 의료비 절감 현실화된다.

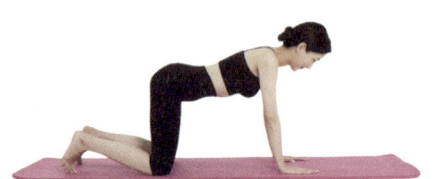

"네발 기어가기 자세"

* 네발 기어가기 자세
: 양손과 양 무릎을 어깨너비로 벌려 준 후, 손목 위에 어깨, 무릎 위에 골반이 있도록 몸통을 고정한 상태.

"오리 엉덩이"

** 오리 엉덩이
: 누웠을 때, 머리 뒤통수, 등, 엉덩이, 뒤꿈치는 바닥에 붙인 상태에서 허리만 살짝 바닥에서 땠을 때 나오는 허리 및 엉덩이 모양

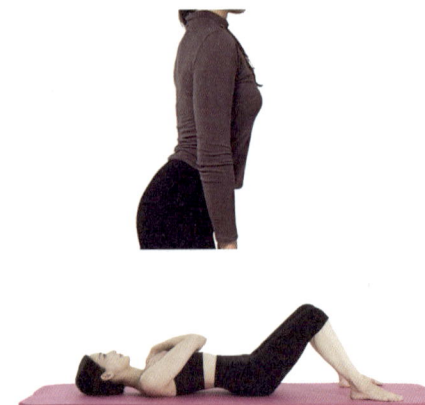

나를 제대로 알아야 의료비 절감 현실화된다.

2. 정상 가동범위 만들어주는 간단 운동 방법

운동법 1번

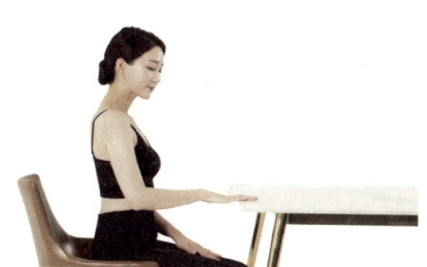

[동작 설명]
1. 손목이 꺾이지 않도록, 손목과 팔꿈치가 일직선 상에 유지되도록하며, 책상 활용하여 손바닥 아래로 누르는 힘을 유지한다.
 (45초씩 호흡하며 버티기 3~5번)

운동법 2번

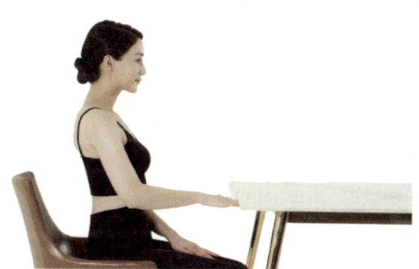

[동작 설명]
1. 손목이 꺾이지 않도록, 손목과 팔꿈치가 일직선 상에 유지되도록 하며, 책상 활용하여 손등 위로 올리는 힘을 유지한다.
 (45초씩 호흡하며 버티기 3~5번)

나를 제대로 알아야 의료비 절감 현실화된다.

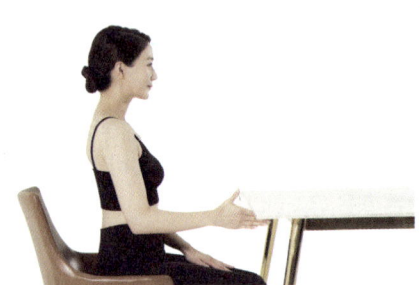

운동법 3번

[동작 설명]

1. 손목이 꺾이지 않도록, 손목과 팔꿈치가 일직선상에 유지되도록 하며, 책상 활용하여 엄지손가락 방향으로, 손목 위로 올리는 힘을 유지한다.
(45초씩 호흡하며 버티기 3~5번)

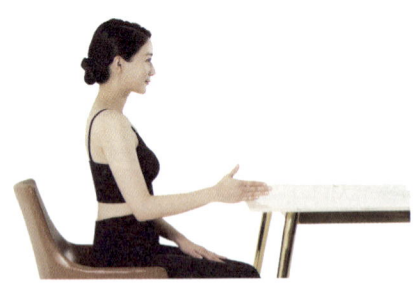

운동법 4번

[동작 설명]

1. 손목이 꺾이지 않도록, 손목과 팔꿈치가 일직선상에 유지되도록 하며, 책상 활용하여 새끼손가락 방향으로, 손목 아래로 내리는 힘을 유지한다.
(45초씩 호흡하며 버티기 3~5번)

나를 제대로 알아야 의료비 절감 현실화된다.

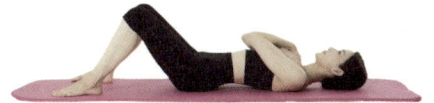

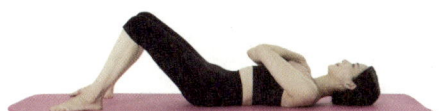

운동법 5번

[동작 설명]

1. 마시는 호흡에 골반 앞
   (엉덩이는 바닥에 붙인 상태& 허리는 바닥에서 떨어진 상태)
2. 내쉬는 호흡에 골반 뒤(엉덩이와 허리 모두 바닥에 붙어 있는 상태)로 만들며, 하늘 보고 누워 양 무릎 세워 놓고 골반 앞뒤로 움직임 만들기 연습한다.
   (10회씩 3세트)

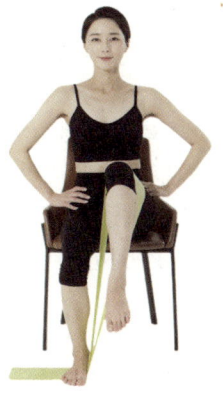

운동법 6번

[동작 설명]

1. 의자에 앉아 밴드를 활용하여 무릎 들어 올리는 힘을 확인한다.
   (호흡하며 45초씩 버티기로 3~5번)

ps. 밴드가 없다면, 스타킹을 이용한다.

나를 제대로 알아야 의료비 절감 현실화된다.

운동법 7번

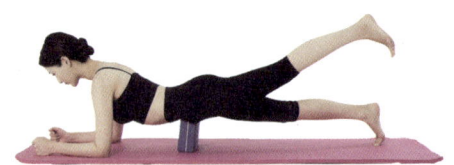

[동작 설명]

1. 엎드려서 허리 과도하게 꺾이지 않도록 복부 힘 살짝 유지하며 플랭크 자세로, 골반 아래 블록을 놓고, 한 다리씩 엉덩이 높이까지 들어 올려 버티는 힘을 확인한다.
   (45초씩 호흡하며 버티기 3~5번)

> **ps.** 블록이 없다면, 블록 없이 엎드린 자세에서 동작을 하되, 허리에 과하게 힘이 들어가지 않도록 복부 힘 유지 꼭 하며 동작을 수행한다.

운동법 8번

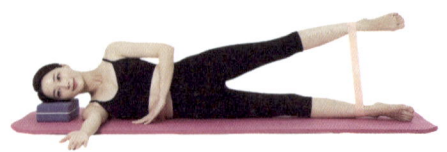

[동작 설명]

1. 허리 과도하게 꺾이지 않도록 복부 힘 살짝 유지하며 옆으로 돌아누워서, 밴드 활용하여 한 다리 옆으로 들어 올리는 힘을 확인한다.
   (45초씩 호흡하며 버티기 3~5번)

> **ps.** 밴드가 없다면, 스타킹을 이용한다.

나를 제대로 알아야 의료비 절감 현실화된다.

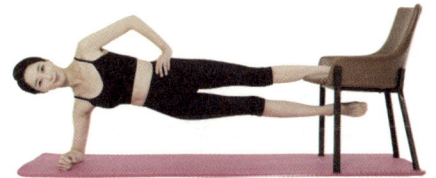

운동법 9번

[동작 설명]

1. 낮은 의자나 테이블 활용하여 허벅지 안쪽에 힘 들어가게 하며 사이드 플랭크 자세 유지한다.
   (45초씩 호흡하며 버티기 3~5번)

> **ps.** 코어에 힘이 약한 분들은 한 손으로 바닥 지지 하며 동작 수행 권장한다.

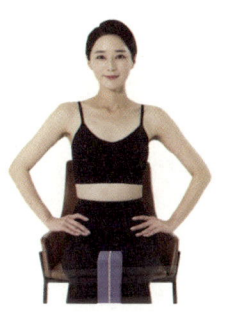

운동법 10번

[동작 설명]

1. 몸통 비틀리지 않게 복부에 힘 살짝 유지하며, 밴드 활용하여 발 바깥으로 보내는 허벅지 안쪽 으로 돌리는 힘을 확인한다.
   (45초씩 호흡하며 버티기 3~5번)

> **ps.** 밴드가 없다면, 스타킹을 이용한다.

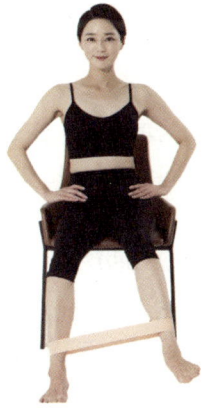

나를 제대로 알아야 의료비 절감 현실화된다.

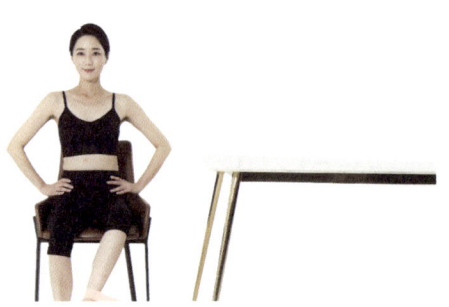

운동법 11번

[동작 설명]

1. 몸통 비틀리지 않게 복부에 힘 살짝 유지하며, 밴드 활용하여 발 안쪽으로 보내는 허벅지 바깥으로 돌리는 힘을 확인한다.
   (45초씩 호흡하며 버티기 3~5번)

ps. 밴드가 없다면, 스타킹을 이용한다.

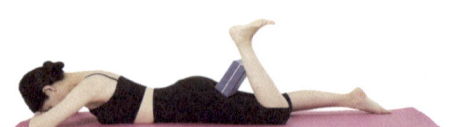

운동법 12번

[동작 설명]

1. 허리 과도하게 꺾이지 않도록 복부 힘 살짝 유지하며, 엎드려서 블록 사용하여 한 다리씩 무릎 접어 엉덩이로 가져오는 힘을 확인한다.
   (45초씩 호흡하며 버티기 3~5번)

ps. 블록이 없다면, 두꺼운 수건을 돌돌 말아서 혹은 베개를 이용해서 동작을 수행한다.

나를 제대로 알아야 의료비 절감 현실화된다.

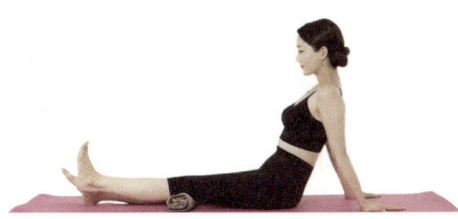

운동법 13번

[동작 설명]
1. 발가락은 내 몸 쪽으로 당기고, 허리는 굽지 않게 바른 자세로 편다.
2. 바닥에 앉아서 무릎 아래 수건 돌돌 말아 놓고, 무릎 쭉 펴준다.
3. 무릎 위 허벅지 부분의 힘을 인식한다.
4. 45초씩 호흡하며 버티기 3~5번 반복한다.

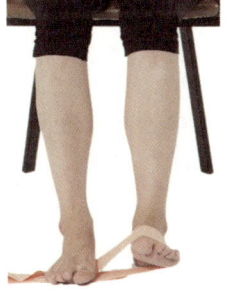

운동법 14번

[동작 설명]
1. 밴드 활용하여 발등 들어 올리는 힘을 확인한다.
   (45초씩 호흡하며 버티기 3~5번)

ps. 밴드가 없다면, 스타킹을 이용한다.

나를 제대로 알아야 의료비 절감 현실화된다.

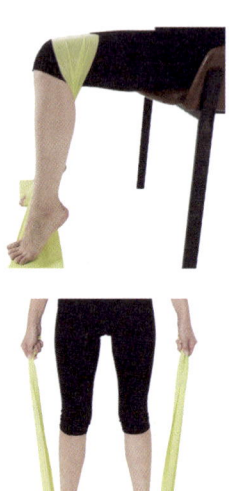

운동법 15번

[동작 설명]
1. 의자에 앉아서 밴드 활용하여 발뒤꿈치 드는 힘 키우기
   (45초씩 호흡하며 버티기 3~5번)
2. 서서 밴드 활용하여 발뒤꿈치 드는 힘을 확인한다.
   (45초씩 호흡하며 버티기 3~5번)

> **ps.** 밴드가 없다면, 스타킹을 이용한다.

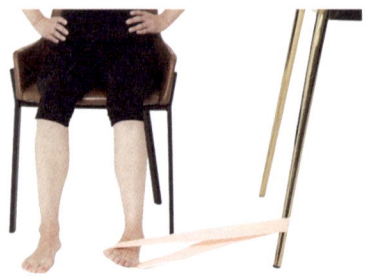

운동법 16번

[동작 설명]
1. 밴드 활용하여 발목 안쪽 힘을 확인한다.
   (45초씩 호흡하며 버티기 3~5번)

> **ps.** 밴드가 없다면, 스타킹을 이용한다.

나를 제대로 알아야 의료비 절감 현실화된다.

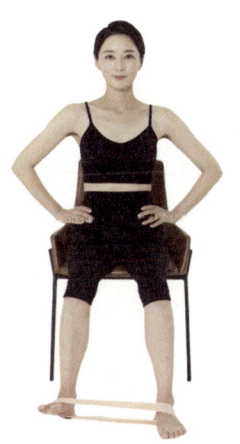

운동법 17번

[동작 설명]

1. 밴드 활용하여 발목 바깥쪽 힘을 확인한다.
   (45초씩 호흡하며 버티기 3~5번)

ps. 밴드가 없다면, 스타킹을 이용한다.

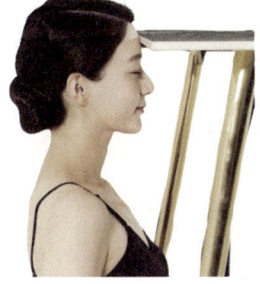

운동법 18번

[동작 설명]

1. 테이블 활용하여 이마 앞으로 수평으로 미는 힘 키우기
   (45초씩 호흡하며 버티기 3~5번)

돈 벌 생각말고 아낄 생각 어떠세요? 109

나를 제대로 알아야 의료비 절감 현실화된다.

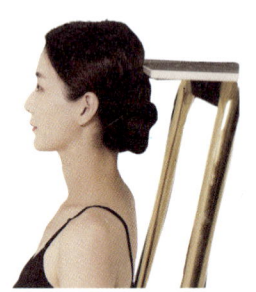

운동법 19번

[동작 설명]
1. 테이블 활용하여 이마 뒤로 수평으로 미는 힘 키우기
   (45초씩 호흡하며 버티기 3~5번)

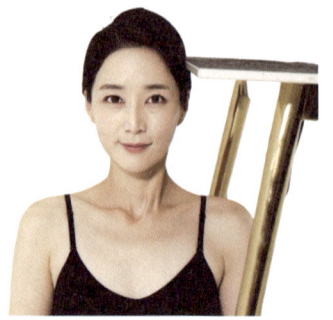

운동법 20번

[동작 설명]
1. 테이블 활용하여 이마 옆으로 수평으로 미는 힘 키우기
   (45초씩 호흡하며 버티기 3~5번)

나를 제대로 알아야 의료비 절감 현실화된다.

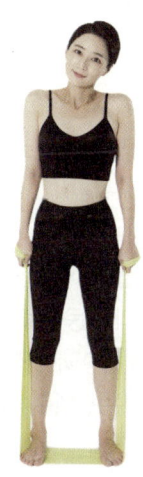

운동법 21번

[동작 설명]
1. 밴드 활용하여 어깨 으쓱하며 근육 어깨와 귀 가깝게 만든다.
2. 한쪽으로 고개를 갸우뚱한다.
3. 고개 갸우뚱한 상태 유지하며 천천히 어깨 밴드 탄력 저항 느껴주며, 어깨와 귀를 멀게 만든다.
4. 어깨 힘 풀어 주며 고개 제자리로 돌아온다.
5. 10회씩 호흡하며 3번 반복한다.

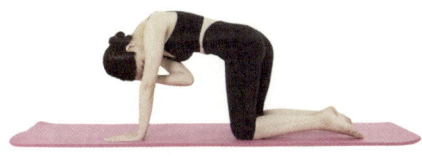

운동법 22번

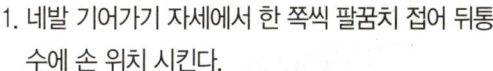

[동작 설명]
1. 네발 기어가기 자세에서 한 쪽씩 팔꿈치 접어 뒤통수에 손 위치 시킨다.
2. 지지하는 팔 측 어깨와 귀는 멀게 유지하며 몸통을 지지하는 팔 측과 반대쪽으로 회전시켜 열어준다.
3 골반이 회전하는 측과 반대 방향으로 밀리지 않도록 복부 힘 유지한다.
4. 올바른 흉추 회전력을 사용하기 위해, 허리가 과도하게 꺾이지 않도록 복부 힘 살짝 유지하며, 허리를 아래로 오목하게 유지한다.
5. 15회씩 3~5번 반복한다.

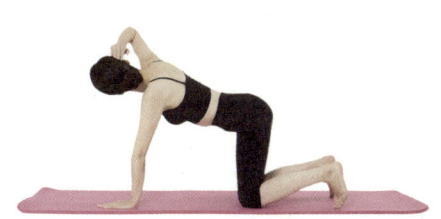

나를 제대로 알아야 의료비 절감 현실화된다.

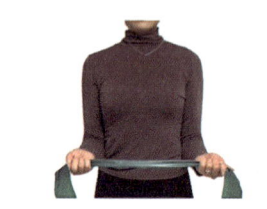

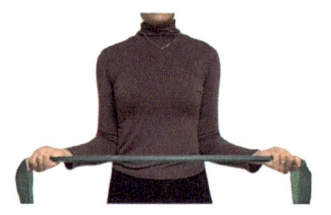

운동법 23번

[동작 설명]
1. 세라 밴드를 양손에 잡고, 팔을 앞으로 90도 접어 준다.
2. 옆구리에 양팔꿈치를 붙인 상태를 유지하며, 한 팔씩 손등을 바깥 옆으로 밀어 어깨 바깥쪽 힘을 쓰며, 팔뼈를 바깥으로 돌리는 동작을 연습한다.
3. 어깨와 귀를 멀게 유지하여 목 어깨 긴장은 풀어, 양 손은 손바닥을 서로 마주 보는 상태로 유지한다.
4. 운동하지 않는 측 손은, 동작하는 동안, 그대로 90도 앞으로 접은 상태 유지하며, 지지대 역할을 하도록 한다.
5. 15회씩 3~5번 반복한다.

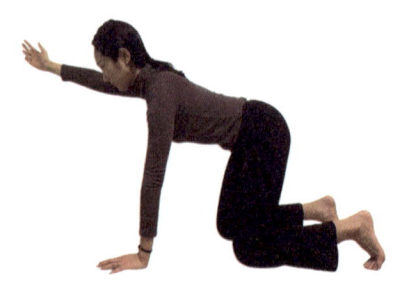

운동법 24번

[동작 설명]
1. 네발 기어가기 자세에서 한 팔은 바닥을 지지하고 한 팔은 Y자 방향으로 엄지척 손 모양 만들어 들어 올려 자세를 유지한다.
2. 어깨와 귀는 먼 상태를 유지하며, 복부 힘 유지하여 양어깨와 양 골반이 만드는 사각형이 찌그러지지 않도록 한다.
3. 45초씩 호흡하며 버티기 3~5번 반복한다.

나를 제대로 알아야 의료비 절감 현실화된다.

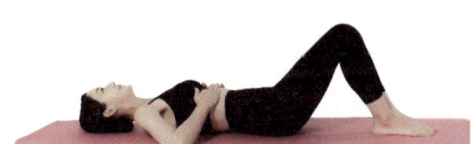

운동법 25번

[동작 설명]
1. 양 무릎을 90도 접어 세워준 상태로 하늘 보고 눕는다.
2. 양발과 무릎은 가운데로 모아 주고, 허리가 과도하게 꺾이지 않도록 아래 복부 힘을 살짝 유지한다.
3. 뒤통수와 등과 엉덩이 그리고 발바닥은 바닥에 붙인 상태를 유지하며, "훗"소리를 내며, 헛기침을 할 때, 윗 복부와 아랫 복부에 힘이 살짝 들어갔다가 빠지는 것을 확인한다.
4. 동작하는 동안, 되도록 허리는 살짝 바닥에서 떨어진 상태를 유지한다.
5. 하루 100번 이상 상시 수행한다.

운동법 26번

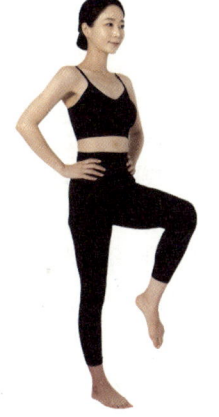

[동작 설명]
1. 한 다리는 바닥에 무릎 편 상태로 체중을 지지하고, 한 다리는 앞으로 90도 들어 버티는 힘을 유지한다.
2. 동작하는 동안, 복부 힘 유지하여, 허리가 과도히 꺾이거나, 말리거나, 밀리지 않도록 한다.
3. 양 어깨와 양 골반이 만드는 사각형이 찌그러지지 않도록 한다.
4. 45초씩 호흡하며 버티기 3~5번 반복한다.

나를 제대로 알아야 의료비 절감 현실화된다.

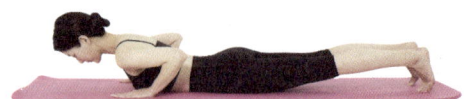

운동법 27번

[동작 설명]
1. 엎드려서 양손을 겨드랑이 아래 놓고, 엉덩이와 무릎 펴는 허벅지 힘을 동시에 주며, 상체를 살짝 들어 척추 쪽 힘을 유지한다.
2. 동작하는 동안 목과 어깨에 힘이 많이 들어간다면, 양손을 차렷한 자세로 턱을 살짝 가슴 쪽으로 당기어 시선 바닥에 고정한 채로 상체를 살짝 들어 유지한다.
3. 45초씩 호흡하며 버티기 3~5번 반복한다.

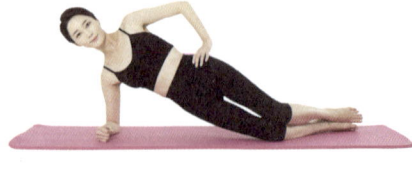
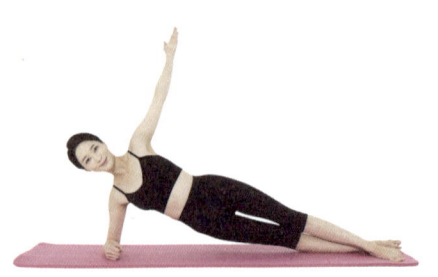

운동법 28번

[동작 설명]
1. 사이드 플랭크 자세에서 어깨와 귀를 멀게 유지하며, 겨드랑이 아래 힘을 유지한다.
2. 어깨 통증이 있거나 힘이 약한 분들은 사이드 플랭크 자세에서 무릎을 90도 접어, 무릎은 바닥에 내려놓은 채로 엉덩이만 바닥에서 들어 유지하며, 겨드랑이 아래 힘 인식하는 연습한다.
3. 45초씩 호흡하며 버티기 3~5번 반복한다.

나를 제대로 알아야 의료비 절감 현실화된다.

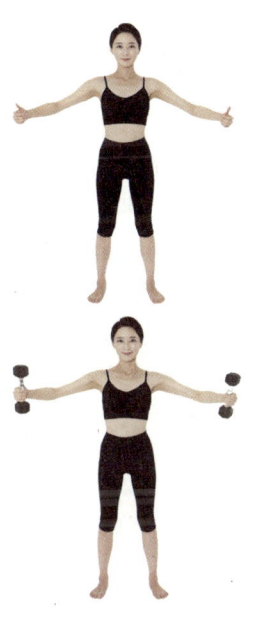

운동법 29번

[동작 설명]

1. 의자에 앉거나 바른 자세로 서서 엄지손을 위의 방향으로 든 상태로, 팔을 양옆(살짝 몸통보다 앞으로)으로 위로 들어 올려 준다.
2. 자세를 잡을 때, 큰 통나무를 안고 있는 느낌으로 팔을 양옆으로 들어 올리며, 귀와 어깨가 가까워지지 않도록 한다.
3. 너무 허리가 꺾이지 않도록 복부 힘 유지하며, 팔이 쭉 펴져 있지도, 접혀 있지도 않도록 한다.
4. 개인 컨디션에 따라 500ml 물 한 통 들고 혹은 1~3kg 덤벨 활용한다.
5. 45초씩 들어 올려 버티기로 3~5번 반복 후, 15회씩 들어 올리기
3~5번 반복한다.

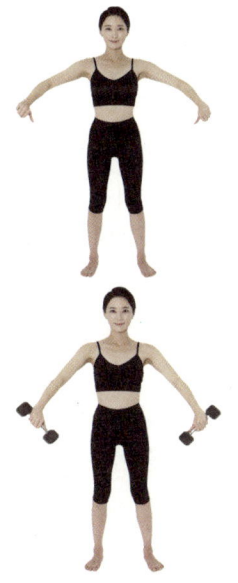

운동법 30번

[동작 설명]

1. 의자에 앉거나 바른 자세로 서서 엄지손을 아래의 방향으로 든 상태로, 팔을 양옆(살짝 몸통 보다 앞으로)으로 위로 들어 올려 준다.
2. 자세를 잡을 때, 큰 통나무를 안고 있는 느낌으로 팔을 양옆으로 들어 올리며, 귀와 어깨가 가까워지지 않도록 한다.
3. 너무 허리가 꺾이지 않도록 복부 힘 유지하며, 팔이 쭉 펴져 있지도, 접혀 있지도 않도록 한다.
4. 개인 컨디션에 따라 500ml 물 한통 들고 혹은 1~3kg 덤벨 활용한다.
5. 45초씩 들어 올려 버티기로 3~5번 반복 후, 15회씩 들어 올리기 3~5번 반복한다.

나를 제대로 알아야 의료비 절감 현실화된다.

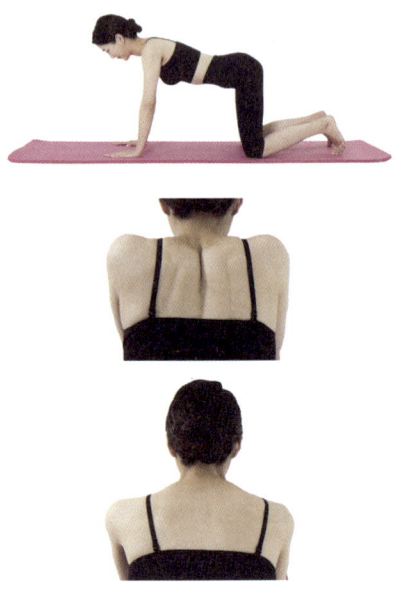

운동법 31번

[동작 설명]
1. 네발 기어가기 자세*에서 날개뼈 모아줄 때 호흡 마시고, 날개뼈 벌려줄 때 호흡 내쉬며, 날개뼈를 모았다가 벌렸다가 반복한다.
2. 목이 너무 앞으로 빠지거나, 등이 너무 말려서 동그랗게 위로 올라오지 않도록 머리 뒤통수 수평 뒤로 미는 힘을 유지하며 한다.
3. 10회씩 3번 반복한다.

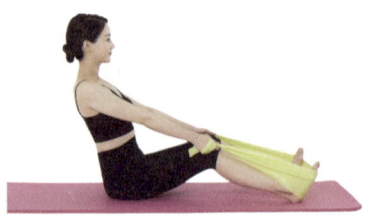
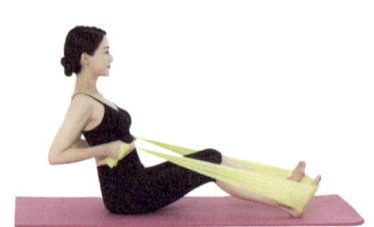

운동법 32번

[동작 설명]
1. 밴드 사용하여 의자나 바닥에 앉아, 어깨와 귀 멀게 보내며, 가슴 들어, 팔꿈치 접어 옆구리 쪽으로 당겨 주며, 양 날개뼈 사이를 조여 주는 운동을 한다.
2. 호흡은 팔꿈치 접어 옆구리로 가져올 때 내쉰다.
3 15회씩 3번 반복한다.

> **ps.** 밴드가 없다면, 스타킹을 이용한다.

나를 제대로 알아야 의료비 절감 현실화된다.

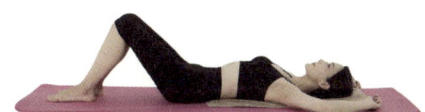

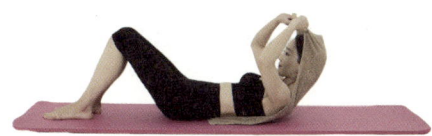

운동법 33번

[동작 설명]
1. 수건을 머리끝 선에 맞추어 세로로 놓고 눕는다.
2. 양다리는 어깨너비로 벌려 무릎 90도 접어놓는다.
3. 머리 옆에 위치한 수건의 꼭짓점을 양손으로 잡고 머리는 수건에 기댄 상태로 목과 어깨에 긴장은 푼다.
4. 복부 힘을 써서 상체가 올라오도록 한다.
5. 15회씩 3번 반복

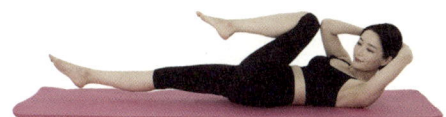

운동법 34번

[동작 설명]
1. 누워서 양 무릎 90도 접어들어, 머리 뒤통수 뒤에 양손을 위치시킨 후, 복부 힘을 써서 한 무릎씩 펴며, 반대 접은 상태 유지하는 무릎과 편 무릎 측 팔꿈치가 만나도록 상체를 비틀어 일으켜 세운다.
   (15회씩 3세트)

돈 벌 생각말고 아낄 생각 어떠세요?

나를 제대로 알아야 의료비 절감 현실화된다.

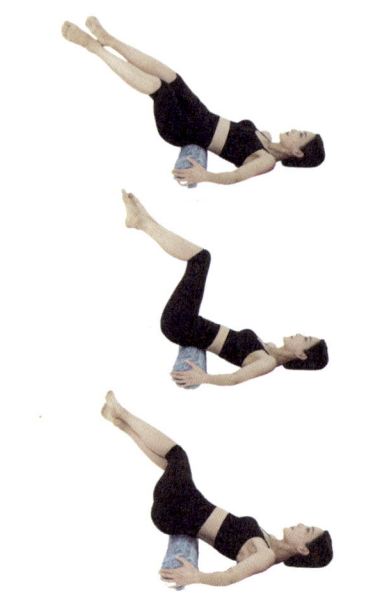

운동법 35번

[동작 설명]

1. 매트 위에 누워서 혹은 폼롤러 위에 엉덩이를 올려 놓고 누워서, 양 무릎 90도 접어들어 양 무릎 좌우로 지그시 내렸다가 올려 주며, 골반 양옆으로 회전하는 힘을 확인한다.
   (좌우 왔다 갔다 1회로 취급 시, 10회씩 3세트)

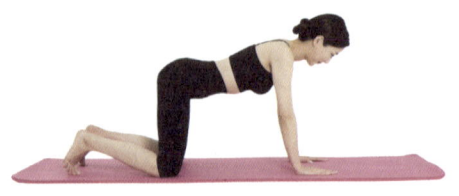

"네발 기어가기 자세"

[동작 설명]

* 네발 기어가기 자세
  : 양손과 양 무릎을 어깨너비로 벌려 준 후, 손목 위에 어깨, 무릎 위에 골반이 있도록 몸통을 고정한 상태.

나를 제대로 알아야 의료비 절감 현실화된다.

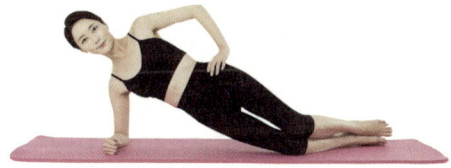

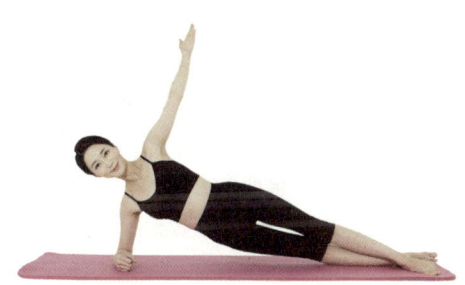

"사이드 플랭크 자세"

[동작 설명]

: 무릎을 편 상태로 옆으로 돌아누워, 어깨와 팔꿈치가 일직선상에 있도록 팔을 90도 접어 바닥에 놓고, 어깨 & 골반 & 발뒤꿈치가
일직선상에 있도록 복부와 엉덩이 그리고 겨드랑이 아랫부분이 힘을 주며, 엉덩이를 바닥에서 들어 올리는 자세.

무릎 대고 하는 사이드 플랭크 자세 무릎 떼고 하는 사이드 플랭크 자세

돈 벌 생각말고 아낄 생각 어떠세요?

나를 제대로 알아야 의료비 절감 현실화된다.

[주 석]

30) 그림으로 보는 근골격 해부학.정진우.도서출판 대학서림 p.14~26
31) 건강 운동관리사 한 권으로 끝내기. 김현규, 강명성, 박민혁. 2016. ㈜시대고식기획, 제3과목 운동상해. 제 6장 스포츠 손상의 재활운동. 2) 재활운동 프로그램 과정 중간 단계(회복단계). p.171
32) 운동치료총론. 개정 5판. 키스너, 콜비. 영문출판사.제 Ⅰ부, 제 1장 운동체료: 기본개념. p.2~4
33) NASM Essentials of Corrective Exercise Training. Clark, Lucett, Sutton_Jones & Bartlett learning_ Chpater 5. Static Postural Assessment_Section 2 Assessing for human movement dysfunction p.102.
34) NASM Essentials of Corrective Exercise Training. Clark, Lucett, Sutton_Jones & Bartlett learning_ Chpater 5. Static Postural Assessment_Section 2 Assessing for human movement dysfunction p.101.
35) Kendall FP, McCreary EK, Provance PG: Muscles: testing and funcion, 4e, 1993, Williams & Wilkins 출처 서적:Diagnosis and Treatment of movement impairment syndromes 그림 2-33
36) 운동치료총론. 개정 5판. 키스너, 콜비. 영문출판사.제 Ⅰ부, 제 1장 운동체료: 기본개념. p.2~4
37) NASM Essentials of Corrective Exercise Training. 1st Edition. Micheal A. Clark, Scott C. Lucett, Brian G. Sutton. Jones & Bartlett Learning. p.273~393

04

통증없는 삶을 위한 운동법

1. 의료비 절감을 위해서 운동을?

2. 운동을 하는데 왜 더 아프고 통증이 생기는가?

3. 나를 제대로 알아야 의료비 절감 현실화된다.

4. 통증없는 삶을 위한 운동법.

5. 의료비 절감은 위한 셀프 운동 꿀 Tip

:04 통증없는 삶을 위한 운동법

4-1. 건강한 운동의 시작
_노동과 운동의 구분

"나 요즘 골프치잖아", "나 주말마다 조기축구해"라고 말하며 본인이 운동을 하고 있다고 이야기하시는 분들은 본 챕터 내용에 집중해 주시기 바랍니다. 운동은 큰 의미로 신체활동 속에 포함되어 있고, 운동안에는 여러 움직임들이 포함되어 있습니다. 그중에 하나가 스포츠입니다. 스포츠는 운동의 한 종류로 표현할 수 있지 운동의 의미를 모두 다 충족시킬 수는 없습니다.

"하루 종일 걸레질하고, 하루 종일 청소기 돌렸어 나 운동이 따로 필요 없다니깐?", "나 오늘 학교갔다 왔는데 언덕 오르락내리락 얼마나 힘들었는지 몰라, 운동은 따로 안 해도 될 것 같아." 라고 이야기하며 운동은 따로 안 해도 된다고 말씀하시는 분들도 이번 챕터 내용에 집중해 주시기 바랍니다. 운동은 일상생활과 분명히 달라야 합니다. 물론, 서두에도 말씀드렸다시피 운동은 큰 의미로 신체활동 속에 포함되어 있어서 움직임의 활동들을 포함하니, 여러 방식으로 움직인 것들도 운동이라고 표현할 수는 있겠습니다만, 우리가 "의료비 절약을 위해" 전략적으로 "건강하기 위해"하는 운동에는 의미가 맞지 않을 수 있습니다.

스포츠 활동을 하다가 부상을 당하는 경우, 그로 인해 경제활동이 잠시 중단되며 의료비 지출이 생기는 경우가 있으며, 너무 심한 가사노동으로 어깨나 무릎관절이 닳아 노화가 빨리오며 의료비를 지출해야하는 경우가 있습니다. 이해가 쉽도록 신체활동, 운동, 노동, 스포츠를 다르게 인식하고 가봅시다.

통증없는 삶을 위한 운동법.

<비고>

신체활동, 운동, 노동, 스포츠는 모두 다름을 알고 계십니까?

크게는 신체활동 아래 하위 항목으로 운동과 노동 그리고 스포츠가 있다고도 할 수 있겠지만, 조금 상세하게 운동과 노동 그리고 스포츠를 신체 활동으로부터 나누어 개념화하자면, 신체활동은 우리가 할 수 있는 운동능력 중 10~20% 이상을 쓰는 것을 이야기하고, 운동은 우리가 할 수 있는 운동능력 중 최소 20%에서 90% 이상을 사용하는 것이라 할 수 있습니다. 이를 MET(Metabolic Equivalent Task)[8]로 나타내자면, 신체활동은 최소 1~2MET 수준의 움직임을, 운동은 최소 3MET에서 5MET 수준의 움직임을 말합니다. 또한, 운동은 목적에 따라 강도 조절과 방법 선택을 달리하여, 건강 이익을 보다 효율적으로 줄 수 있는 것임에 반해 노동은 운동과 다르게 근육과 관절의 과사용을 유발하여 악영향을 미칠 수 있습니다. 즉, 근육의 움직임을 예상하고 타깃 후, 목표화하여 적당한 강도로 움직이는 것을 운동이라고 표현할 수 있는 것이지, 그렇지 않은 움직임은 신체활동 또는 노동입니다.[9] 여러분은 헬스장에서 과연 정확한 운동을 하고 계십니까? 아니면 헬스장에서 신체활동 혹은 노동을 하고 계십니까?

스포츠는 말 그대로 몸을 움직여 정해진 규칙에 맞추어서 하는 놀이[10] 입니다. 내가 원하는 근육을 훈련하는 움직임이라기보다, 하나의 득점을 더 하기 위한 움직임이라고 생각하면, 스포츠는 즐거움을 위한 것이지 내 몸의 움직임 기능을 생각하며 근육을 타겟 훈련하는 움직임은 아닙니다.

통증없는 삶을 위한 운동법.

　즉, 비만, 고혈압, 고지혈증 등을 예방할 수 있는 신체 활동량으로 설명하자면 운동, 노동, 스포츠 모두 포함되겠지만, 필자가 생각하는 건강을 위한 운동은 분명 다르게 생각되어야 할 것으로 사료됩니다.

　스포츠를 하는 선수들마저 헬스장에 와서는 훈련하고자 하는 근육을 타깃 하여 반복 훈련을 하는 운동을 합니다. 영어에서도 work out과 exercise는 분명 다릅니다.[11] 이런 여러 이유를 통해, '나 요즘 운동하잖아, 일주일에 한 번 테니스 혹은 골프.'라고 이야기하는 사람들에게 그것은 work out이 아니라 exercise이며, 필자가 생각하는 운동이 아니라 스포츠라고 이야기할 수 있는 근거가 될 것입니다.

　저는 독자 여러분이 건강하기 위해 운동을 하신다면 돌고 돌아 목표점에 도달하기보다는 시행착오를 최대한 줄여 목표점에 도착하기를 바랍니다. 그럼에 있어, 우리는 운동을 하기 전에 솔직하게 생각해야 할 부분이 있습니다. '정말 움직임에 불편이 없고 통증이 없으신가요?'
　부디, 이 책을 읽으시는 분들은 빠른 다이어트 효과 그리고 빠른 기능 향상을 통한 기록경신에 욕심내기보다는 앞으로 살아갈 날을 건강히 지낼 수 있게 도와줄 몸을 제대로 다루는 데에 초점을 맞추시기를 바랍니다.

　과연 얼마나 많은 사람들이 '건강을 위한 운동' 종류 중 첫 번째인 '통증이 있거나 불편한 곳을 원활하게 사용하는 운동'에 관심이 없을 정도로 몸이 건강할까 생각해보면, 제가 만나는 분 중에 나이가 어리거나 혹은 젊은 분을 제외하면, 대부분이 아니었습니다. 현대인의 스마트폰 의존도가 높아지며 좌식 생활을 피할 수 없게 되고, 이로 인해 근골격 질환의 위험성을 갖는 사람들이 많아질 수밖에 없다는 점이 이유인 것 같았습니다.

통증없는 삶을 위한 운동법.

　필자는 현대인들이 안전하게 운동하고자 한다면 첫 번째 '통증이 있거나 불편한 곳을 원활하게 사용하는 운동'에 먼저 관심을 두어야 하고, 그에 발맞추어 몸을 원활하게 움직이는 운동부터 시작하게 되어야 안전하게 '건강을 위한 운동' 종류 세 가지를 모두 충족시키며 건강을 지킬 수 있다고 생각합니다.

　더불어서, 우리는 신체 발육 발달기 때에 잘못된 움직임 알고리즘[12]을 습관화하면, 성인이 되어 근골격계 질환 및 통증 발생 위험률이 높음을 이미 알고 있고 '성인이 되어 고치면 되지' 라고 생각하기엔 이미 습관화된 알고리즘을 고치기란 생각보다 쉽지 않을 것을 알기에, 한 살이라도 어려 습관이 최대한 덜 몸에 배어 있을 때, 바른 움직임 알고리즘을 '건강을 위한 운동'에 대한 필요성을 인식하고 만들어 놓아야 할 것입니다.

　필자는 이러한 이유로 많은 사람들이 최대한 어린 시절부터 이런 인식을 가지고 운동을 접하기를 바랍니다. 그런데, 우리나라의 교육 방향을 보면 어린 친구들의 학업량이 점점 많아지며, '바른 움직임 알고리즘'을 만드는 운동은커녕, 움직이는 절대적인 양조차 줄어들고 좌식 생활시간은 늘어나고 있습니다. 즉, 많은 사람들이 점점 아픈 몸을 가질 위험성이 높아지고 있습니다. '아프고 치료하는 방법'을 택하거나, '나이가 현재 젊다고 무작정 운동을 하는 것'이 잘못된 것은 아니지만, 추후 아프지 않기 위해, 필자는 부디 많은 사람들이 본 책을 통해 '몸은 한 살이라도 어렸을 때 더 빨리 반응하고, 습관 잡기가 쉽다는 점'을 인식하여, 올바른 방향으로 움직임을 인식하고, 통증을 예방하는 운동을 하루빨리 현재 하고 있는 운동 프로그램에 접목하길 바랍니다.

　그래야 나중에 많은 힘을 들이지 않고도 노동이 아닌 운동의 움직임을 만들어 내며, 운동할 때뿐만아니라 일상생활에서도 내 관절, 인대, 건, 근육들을 건강하게 오래오래 쓸 수 있을 테니까요. 이게 바로 의료비 절감에 핵심 아닐까요?

통증없는 삶을 위한 운동법.

    노동의 움직임에 대하여 조금 더 설명해 드리겠습니다. 쉽게 이야기하자면, 건강하려고 움직이는 것이 아니라 아프려고 움직이는 것이라고 표현할 수 있겠네요. "특별히 병이 있지 않은데, 통증이 발생하거나 큰 부상이 발생하는 가장 큰 원인은 어떠한 움직임에 있어서, 밸런스가 깨지고, 잘못된 움직임이 쌓여서 한쪽에만 부담을 계속 준다는 것"은 이미 21세기에 많이 알려진 이야기입니다. 그럼 저희는 여기서 질문을 던져야겠죠. "어떻게 하면 움직임의 밸런스가 깨지지 않고, 한쪽에만 부담을 주는 잘못된 움직임을 만들어 내지 않을 수 있나요?"

    우선 이를 위한 첫 번째 핵심 사항은 여러분이 이미 전 챕터에서 배우신 바로 코어 힘입니다. 제일 먼저 움직임의 밸런스가 깨지지 않고, 한쪽에 부담을 주는 잘못된 움직임을 만들어 내지 않기 위해서는 몸통을 안정성 있게 잡고 어깨 관절 및 골반의 움직임 안정화에 필요한 근육 훈련을 해야 합니다.[44)45)]

    그런데 코어 힘은 어느 정도 많이 잡혔는데도 계속 통증이 발생되고, 큰 부상이 발생된다면 이는 좌우 힘의 균형이나, 움직임의 범위가 많이 달라져 한쪽에 많은 힘을 의지하고 있는 상태라고 미루어 짐작할 수 있습니다.[46)47)]

    저의 한 오래된 회원님 중 한 분이 여러 훌륭한 트레이너 선생님을 거치며, 10년 넘게 트레이닝을 받으셨는데 저를 만났을 때 무릎 통증과 등의 통증을 그리고 고관절에 불편함이 있다고 말씀해 주셨었습니다. 저는 10년 넘게 트레이닝을 받으셨고, 꾸준히 운동을 좋아하시는 분인 만큼 코어 힘이 완벽하게 자리 잡혀 있음을 확인한 후, 병력을 체크하였고, 그 결과 연골에 이상이 있는 무릎 외에는 특별한 병력이 없어서, 등과 고관절의 통증은 불균형한 힘의 습관화로 발생된다는 것을 미루어 짐작할 수 있었습니다. 실제로 해당 회원님 목 근육(SCM) 중 하나는 좌우 밸런스가 완전히 깨져 유관으로도 한쪽이 크게 비대하여 있었고, 허리에 있는 근육(척추기립근) 또한 좌우 밸런스가 완전히 깨져 어떠한 움직임을 하든 한쪽의 힘이 다른 한쪽의 힘보다 크게 작용되고 있음을 확인했습니다.

통증없는 삶을 위한 운동법.

　이처럼, 코어 힘은 강하게 잘 훈련되어 있어도, 좌우 힘의 밸런스가 깨지면, 움직임의 기능이 조화롭지 않게 되고, 움직임에 협응력이 떨어져 통증이 유발될 수 있습니다. 통증 즉, 병적인 요소가 없고 기형이 아니라면 움직임의 기능을 조화롭지 못하게 만드는 근육을 찾아 바른 움직임의 기능에 협응 할 수 있도록 만들어, 통증을 예방할 수 있을 것입니다.

　그렇다면 움직임의 기능을 조화롭지 못하게 만드는 근육을 찾아 바른 움직임의 기능에 도움을 줄 수 있도록 만들어 주기 위해서는 가장 먼저 무엇을 해야 할까요? 제일 먼저 해야 할 것은 바로 '타이트한 근육 이완하기'입니다.[48]

통증없는 삶을 위한 운동법.

4-1. 건강한 운동의 시작
_타이트한 근육 이완하기

그럼 이제부터 '타이트한 근육 이완하기'에 대하여 자세히 알아보겠습니다. '타이트한 근육 이완하기'란 관절의 움직임에 있어 제한되는 부분을 타이트한 근육이 만들었을 때 그 근육을 부드럽고 움직임 가능한 상태로 만든 것, 그래서 관절에 있어 근육들이 모두 조화롭게 기능을 발휘할 수 있는 상태를 만드는 것을 뜻합니다. 예로, 똑같은 건강 상태를 가지고 있는 A라는 사람과 B라는 사람이 힘 키우기 운동을 할 때, A라는 사람은 그냥 무조건 힘 키우기를 하였고, B라는 사람은 타이트한 근육을 이완하여 보다 해당 근육이 더 잘 움직일 수 있는 환경을 만든 후, 힘 키우기를 하였다고 가정해 봅시다. 어떤 운동이냐에 따라 위험 정도는 다르겠지만 A가 타이트한 근육을 찾아 적절하게 이완 후, 힘 키우는 훈련을 한 B보다 분명 부상 발생 위험도가 높을 것입니다. 또한, A와 B가 목표하였던 '근력증가 정도'의 결과는 어떨까요? A보다는 B가 타이트한 근육을 이완하며 보다 관절 움직임에 있어 근육들이 모두 조화롭게 기능을 발휘하도록 하였기 때문에 운동하는 부분의 정확한 움직임으로 인한 근력증가 또한 B가 A보다 높을 것입니다. 즉, '타이트한 근육 이완하기'는 보다 안전하고 좋은 훈련 결과를 기대하기 위해 본격 운동을 하기 전, 후에 꼭 해야 하는 워밍업 컨디셔닝 파트라고 할 수 있습니다. 물론, 운동 전에 너무 과하게 이완하는 것들은 본 운동 수행 능력을 떨어뜨리거나, 부상을 유발할 가능성이 있으니, 주의하여, 본 운동 전에는 적절한 강도로 '타이트한 근육 이완하기'를 수행하며, 운동 후에는 충분히 '타이트한 근육 이완하기'를 수행하기를 바랍니다.

그럼 '타이트한 근육 이완하기' 방법에는 어떤 것들이 있을까요? 이 방법에는 스트레칭법(FST; Fascial Stretch Therapy), 근막 마사지 이완법(FMT; Fascia massage techniques), 자가 이완 도구 활용 이완법 (SMR; self-myofascial release), 근에너지기법(MET; muscle energytechnique) 등이 있습니다. 저희는 이미 '타이트한 근육 이완하기' 방법으로 '챕터 3. 건강해지기 위한 근본 운동법'에서 체형별 '필수 이완 부분'으로

통증없는 삶을 위한 운동법.

필요한 자가 스트레칭법을 배웠습니다. 필자가 많은 '타이트한 근육 이완하기' 방법 중 자가 스트레칭 방법을 대표 방법으로 본 책에서 권장한 이유는 '타이트한 근육 이완하기' 방법은 주기적으로 반복해서, 자주 해줘야 할 필요가 있는데, 독자분들에게 경제적 · 시간적 부담이 되지 않으며, 스스로 쉽게 주기적으로 자주 실천할 수 있는 적합한 방법이 무엇일까, 고민해 보았을 때, 자가 스트레칭 방법이 제일 적합하다고 생각되었기 때문입니다.

그렇다면, '타이트한 근육 이완하기' 방법으로 스트레칭법 외에 누구의 도움을 받지 않고 또 혼자 하기 쉬운 방법으로는 어떤 것이 있을까요? 먼저 '자가 이완 도구를 사용하는 이완 방법'이 있습니다. 해당 방법은 비록 도구를 구매해야 하지만, 주기적으로 반복해서 혼자 쉽게 할 수 있는 방법인 만큼 필자는 본 책에서 스트레칭 방법 다음으로 추천하는 방식입니다.

도구를 활용하는 모든 방법을 본 책에서 안내할 수는 없지만, 개인적인 경험을 바탕으로 시중에 나와 있는 자가 이완 도구 중 어떤 도구가 어떤 상태의 분들에게 도움이 될지 그리고 어떤 부위 이완에는 어떤 도구의 쓰임이 효과가 더 좋을지에 대해서는 이야기해드릴 수 있을 것 같습니다. 필자가 추천하고 싶은 자가 이완 도구는 폼롤러, 릴리즈볼, 그리고 릴리즈파이프가 있습니다. 자세한 사용하는 방법과 알고 있으면 유용한 팁은 스스로 하는 운동 방법에 해당하는 내용임에 따라 본 책의 5번째 이야기 '의료비 절감을 위한 셀프 운동 꿀 Tip' 부분에서 안내해 드리겠습니다.

아무쪼록 '타이트한 근육 이완하기'는 '코어 힘 키우기'에 이어 노동이 아닌 '의료비 절약을 위해 필요한 운동'에 필요한 움직임을 만드는데 필요한 두 번째 핵심 사항이 되겠네요!

통증없는 삶을 위한 운동법.

4-1. 건강한 운동의 시작
_준비운동과 필수운동

코어 힘을 만들고, 타이트한 부분을 이완하며 우리가 중요하게 해야 할 운동이 있습니다! 바로 '약한 근육 힘 보완하기'입니다. '약한 근육'이란, 우리가 몸을 움직일 때 늘 쓰는 곳만 쓰게 되고, 쓰지 않는 곳은 안 쓰게 되는 성질 때문에 생기는 부분인데요. 예로 어떤 사람은 다리를 뒤로 들어 올릴 때 적절히 엉덩이 근육도 써야 하고 허리 근육도 써야하는데, 계속적으로 다리를 뒤로 올릴 때 허리 근육을 써서 엉덩이 근육을 쓰는 법을 까먹었을 경우, 엉덩이 근육이 약한 근육이 되는 것입니다.

생각으로는 '엉덩이 근육 이제 단련하면 되겠네?'가 참 쉽지만, 계속적으로 허리를 써오던 사람이 '엉덩이 근육'을 쓰기란 쉽지 않습니다. 이를 위해 우리는 '운동'을 하기 전에 꼭 준비운동을 해야 하는데요. 여기서 준비운동이란 '써오던 근육 제한하기 위한 방법들을 이야기합니다. '써오던근육 제한'하는 방법으로 '타이트한 근육 이완하기' 방법도 쓸 수 있겠죠!

흔히 준비운동이라 하면 몸의 1도 정도 온도를 높여 운동을 할 준비를 하는 과정을 뜻하죠? 저희 의료비 감소를 위한 운동법을 읽으시는 독자분들은 이제 단순히 몸의 1도를 올리며 준비운동을 하시지 않으셔야 할 것입니다. 보다 자세하고 섬세하게, 본인이 운동 전에 이완이 필요한 부분을 이완하며, 그리고 사용을 제한해야 할 부분을 인식하며 몸의 온도를 1도 올리십시오! 운동 효과는 두 배 세 배가 될 것이고, 의료비 절약에 한층 더 다가가실 수 있게 되실 것입니다.

통증없는 삶을 위한 운동법.

    준비운동을 충분히 한 후에 이제 본 운동을 들어가셔야 하는 것이 순서입니다. 본 운동은 정말 여러 가지 형태가 될 수 있을 것 같습니다. 독자 여러분이 개인적으로 좋아하시는 스포츠가 될 수도 있고, 유산소 운동이 될 수도 있고 파워 근력운동이 될 수도 있겠죠. 하지만 저희 독자 여러분이라면, 어떤 본 운동을 하시든 간에 '필수 운동'을 꼭 본 운동에 넣어 꾸준히 실천하셨으면 좋겠습니다.

    제가 여기서 말씀드리고 싶은 '필수 운동'이란, 서두에 말씀드린 '약한 근육 힘 보완하기' 위해 필요한 운동들입니다. 의료비 절감을 위해 아주 필수적으로 필요한 부분이죠. 자주 써오던 근육의 힘 사용을 제한하였다면, 이젠 잘 쓰지 않아 약해진 부분을 강화하며 건강하게 움직일 수 있는 균형을 찾는 운동을 해야 합니다.

    약해져 있는 근육인 만큼 처음부터 깨워 내며 '수축'의 일을 시키기란 내 맘대로 되지 않을 수 있습니다. 즉, 근신경을 발달시키는 작업을 꾸준히 한 후에야 해당 근육의 '수축'을 마음대로 그리고 원활하게 할 수 있죠. 그전엔 '약한 근육'이 내가 의도하는 대로 '수축' 하지 않고, 지금까지 계속 써오던 근육만이 '수축'할 확률이 높습니다. 또한 '약한 근육'인 만큼 갑자기 무리한 힘을 쓰라고 과부하를 걸어 버리면, 다칠 수 있는 위험도가 높아질 수 있습니다. 조금씩 천천히 약해진 근육을 단련하십시오.

    더불어서, 필수 운동에는 코어 운동이 무조건 포함되어 있어야 한다고 생각합니다. 이미 코어가 강한 분들이라면 해당되지 않는 이야기겠지만, 모든 움직임이 코어의 탄탄함을 기반이 있어야 부상없이 건강한 방향으로 움직일수 있는 만큼, '약한 근육 힘 보완하기'위해 필요한 운동들을 필수운동으로 중점을 두되, '코어운동' 또한 챙기실 수 있다면 꼭 필수 운동으로 프로그램 준비를 해주시면 좋을 것 같습니다.

    아래 참고하시면 좋을 저만의 코어운동법들을 정리해 두었으니, 참고하시어 필수운동 첫번째 코스로 활용 권장드립니다.

통증없는 삶을 위한 운동법.

> 1. 필수운동 _ 코어 운동

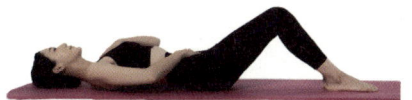

흉식 호흡 & 복식 호흡 연습

[동작 설명]
1. 한 손은 배 위에 한 손은 가슴 위에 올려놓고 누워서 양 무릎을 세운다.
2. 배 위에 올린 손만 올라갔다 내려갔다 할 수 있도록 복식호흡을 연습한다.
   : 천천히 10회씩 3세트
3. 가슴 위에 올린 손만 올라갔다 내려갔다 할 수 있도록 흉식호흡을 연습한다.
   : 천천히 10회씩 3세트

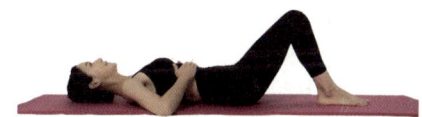

복압 활용하여 복부 힘 주기 연습

[동작 설명]
1. 양 허리에 혹은 갈비뼈 밑 부분에 손을 올려놓고 '훗'소리를 내며 헛기침을 해본다. 이때 들어갔다 나오는 배의 움직임에서 복부 힘을 확인한다.

돈 벌 생각말고 아낄 생각 어떠세요?

통증없는 삶을 위한 운동법.

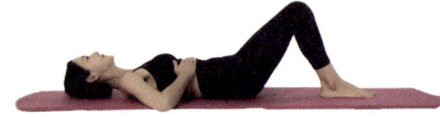

호흡 유지하며, 복부 힘 유지하는 연습

[동작 설명]

1. '흣'소리를 내며 헛기침했을 때 들어가는 복부 힘을 유지하며 호흡을 자연스럽게 이어가도록 연습한다.
   : 45초씩 복부 힘 유지하며, 자연스러운 호흡하기 연습

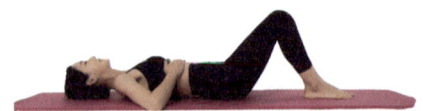

정상범위 요추 전만 자세에서 복압 활용하여 복부 힘 주는 연습

[동작 설명]

1. 아주 미세한 골반의 움직임을 만든다 생각하며, 살짝 허리를 바닥에서 뗀다.
2. 이때 등과 엉덩이는 바닥에 붙어 있고, 양 무릎을 세워 하늘을 보고 누워있는 자세를 권장한다.
3. 해당 자세를 유지하며, '흣'소리를 내며 헛기침했을 때 들어가는 복부 힘을 확인한다.

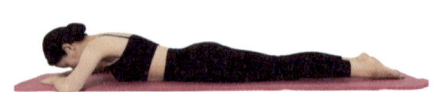

: 45초씩 복부 힘 유지하며, 자연스러운 호흡하기 연습
  (누워서 30회 / 엎드려서 30회)

통증없는 삶을 위한 운동법.

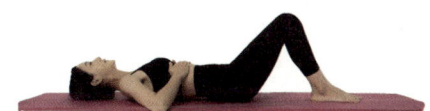

호흡 유지하며, 정상범위 요추 전만 자세에서 복부 힘 유지하는 연습

[동작 설명]
1. 아주 미세한 골반의 움직임을 만든다 생각하며, 살짝 허리를 바닥에서 뗀다.
2. 이때 등과 엉덩이는 바닥에 붙어 있고, 양 무릎을 세워 하늘을 보고 누워있는 자세를 권장한다.
3. '훗'소리를 내며 헛기침했을 때 들어가는 복부 힘을 유지하며, 호흡을 자연스럽게 이어가는 연습을 한다.

: 45초씩 복부 힘 유지하며, 자연스러운 호흡하기 연습
 (누워서 30회 / 엎드려서 30회)

> **정상 범위 요추 전만 자세란?**
> 허리가 정상 범위 내에서 살짝 앞으로 오목한 상태(하늘 보고 누웠을 때 허리가 살짝 바닥에서 떨어진 상태)를 뜻함.

통증없는 삶을 위한 운동법.

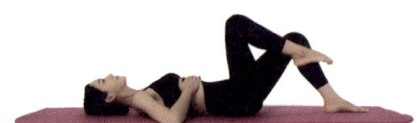

복부 힘 유지하며 다리 움직이는 연습

[동작 설명]

1. 누워서 하는 방법: 하늘 보고 누워서 양 무릎을 세워, 정상 범위 요추 전만 자세에서 복부 힘 유지하며, 한 다리 씩 발을 땅에서 떼어 무릎을 살짝 가슴 쪽으로 가져온다.
(최대 무릎 위치가 골반 바로 위에 위치하는 90도까지 들어 올린다)
2. 엎드려서 하는 방법: 정상 범위 요추 전만 자세에서 복부 힘 유지하며, 한 다리씩 다리를 뒤로 들어 올린다.
(최대 발꿈치가 엉덩이 높이와 동일선상에 위치하는 높이까지만 들어 올린다)
(15회씩 3세트)

주의사항
- 동작하는 동안 어깨와 귀가 멀게 유지될 수 있도록 한다.
- 동작하는 동안 정상적인 요추와 흉추 라인을 유지한다
- 내쉬는 호흡에 다리 움직이고, 마시는 호흡에 제자리로 돌아가기

통증없는 삶을 위한 운동법.

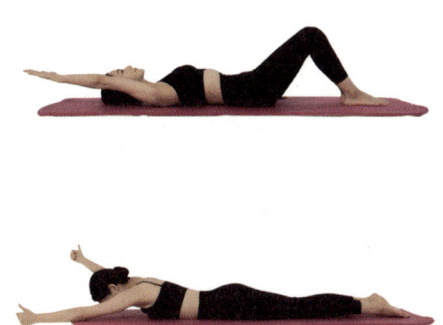

복부 힘 유지하며 팔 움직이는 연습

[동작 설명]

1. 누워서 하는 방법: 하늘 보고 누워서 양 무릎을 세워, 정상 범위 요추 전만 자세에서 복부 힘 유지하며, 한쪽 팔씩 차렷 자세에서 만세 자세로 움직인다.
(복부 힘이 유지되는 범위 내에서 팔의 움직임 범위 설정 권장)
2. 엎드려서 하는 방법: 정상 범위 요추 전만 자세에서 복부 힘 유지하며, 양팔을 만세 자세에서 30도 정도 바깥으로 위치 시킨 후, 한 팔씩 위로 들어 올린다.
(15회씩 3세트)

주의사항
- 이때 엄지를 위로 들어 올려 손 모양이 "따봉"모양을 하도록 권장한다.
- 무조건 많이 가동 범위를 만들어 움직이는 것보다, 복부 힘이 유지되는 범위 내에서 '목의 부담 혹은 어깨의 부담'이 없는 범위 내에서 팔의 움직이는 범위 설정 권장
- 동작하는 동안 어깨와 귀가 멀게 유지될 수 있도록 한다.
- 동작하는 동안 정상적인 요추와 흉추 라인을 유지한다.
- 내쉬는 호흡에 팔 움직이고, 마시는 호흡에 제자리로 돌아가기

통증없는 삶을 위한 운동법.

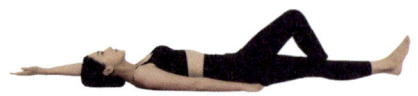

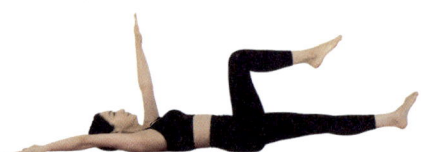

복부 힘 유지하며, 팔다리 동시에 움직이는 연습

[동작 설명]

1. 하늘 보고 누워서 양 무릎은 세워 놓고 양팔은 앞으로 나란히 자세로 준비한다. 이후, 팔다리를 동시에 다리는 뻗어 뒤꿈치가 바닥에서 1cm 떨어지도록 하고, 팔은 위로 만세 자세까지 움직인다.
   (예. 오른 다리 움직임과 왼팔 움직임 함께)
2. 하늘 보고 누워서 양 무릎을 90도 접어, 고관절 위에 무릎이 위치하도록 다리를 들어 준다. 양팔은 앞으로 나란히 자세로 준비한다. 이후, 팔다리를 크로스로 동시에 다리는 뻗어 아래로 내려 주고, 팔은 위로 만세 자세까지 움직인다.
   (예. 오른 다리 움직임과 왼팔 움직임 함께)
   (15회씩 3세트)

주의사항

- 복부 힘이 유지되는 범위 내에서 팔의 움직이는 범위 설정 권장.
- 동작하는 동안 어깨와 귀가 멀게 유지될 수 있도록 한다.
- 동작하는 동안 정상적인 요추와 흉추 라인을 유지한다.
- 내쉬는 호흡에 팔 & 다리 움직이고, 마시는 호흡에 제자리로 돌아가기

통증없는 삶을 위한 운동법.

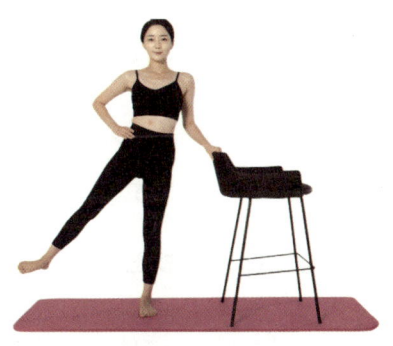

복부 힘 유지하며 일어서서 체중 지지 후 다리 움직임 연습 (의자 잡고)

1. 선 자세에서 한 다리씩 무릎 편 상태에서 옆&뒤로 30도씩 움직인다.

[동작 설명]
- 첫 2주 동안
  : 들고 버티는 자세로 45초씩 3~5세트
- 2주 후(2~4주 차)
  : 들었다 내려놓기 반복 15개씩 3~5세트

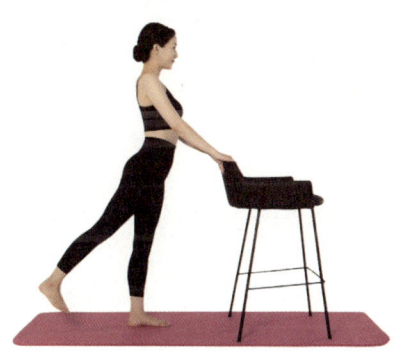

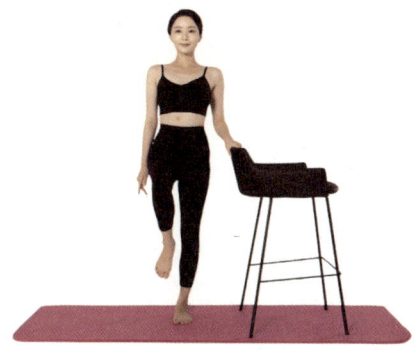

2. 선 자세에서 한 다리씩 무릎 앞으로 접어 90도 들어 올려 움직인다.

[동작 설명]
- 첫 2주 동안
  : 들고 버티는 자세로 45초씩 3~5세트
- 2주 후(2~4주 차)
  : 들었다 내려놓기 반복 15개씩 3~5세트

돈 벌 생각말고 아낄 생각 어떠세요?

통증없는 삶을 위한 운동법.

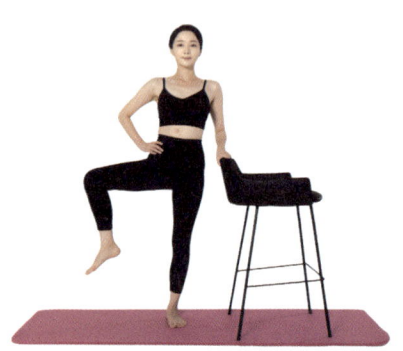

3. 선 자세에서 한 다리씩 무릎 옆으로 접어 90도 들어 올려 움직인다.

[동작 설명]

- 첫 2주 동안
  : 들고 버티는 자세로 45초씩 3~5세트
- 2주 후(2~4주 차)
  : 들었다 내려놓기 반복 15개씩 3~5세트

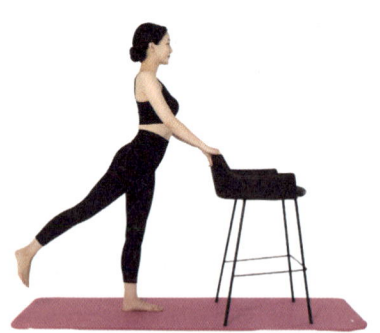

주의사항

- 허리 꺾으며 몸통 찌그러지지 않기-다리 뒤로 높이 들지 않기
- 한 다리씩 들고 서 있을 때 지탱하는 다리 측 엉덩이가 바깥으로 빠지지 않도록 한다
- 양어깨와 양 골반이 만드는 사각형이 동작하는 동안 찌그러지지 않도록 한다.
- 내쉬는 호흡에 다리를 움직이고, 마시는 호흡에 제자리로 돌아가기

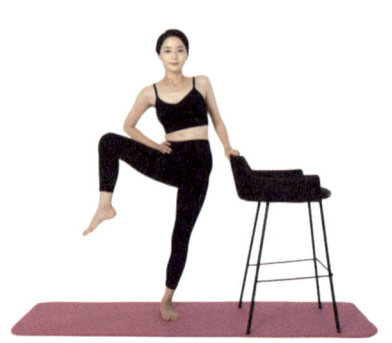

통증없는 삶을 위한 운동법.

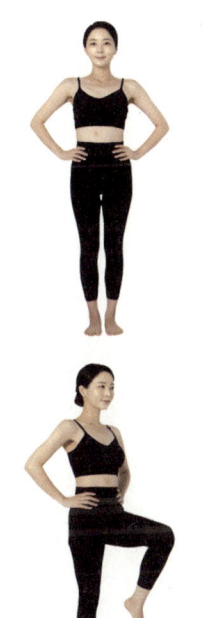

복부 힘 유지하며 일어서서 체중 지지 후 다리 움직임 연습 (의자 잡지 않고)

1-1. 한 다리로 서서 반대 다리를 앞으로 90도 접어들어 올린다.

[동작 설명]

- 첫 2주 동안
  : 무릎 90도 접어, 앞으로 다리 들어 자세 유지하기 (45초씩 3~5세트)
- 2주 후(2~4주 차)
  : 바른 자세 유지하며, 다리 앞으로 들어 올렸다 내리기 (15개씩 3~5세트)

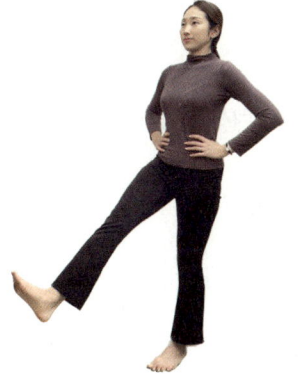

1-2. 한 다리로 서서 반대 다리를 편 상태로 앞으로 들어 올린다.

[동작 설명]

- 첫 2주 동안
  : 허리 편 상태를 유지할 수 있는 범위 내에서, 앞으로 다리(무릎) 편 상태로 들어 자세 유지하기 (45초씩 3~5세트)
- 2주 후(2~4주 차)
  : 허리 편 상태를 유지할 수 있는 범위 내에서, 앞으로 다리 편 상태로 올렸다 내리기 (15개씩 3~5세트)

돈 벌 생각말고 아낄 생각 어떠세요? 141

통증없는 삶을 위한 운동법.

복부 힘 유지하며 팔 움직이기 & 일어서서 체중 지지하며 팔 움직임 연습

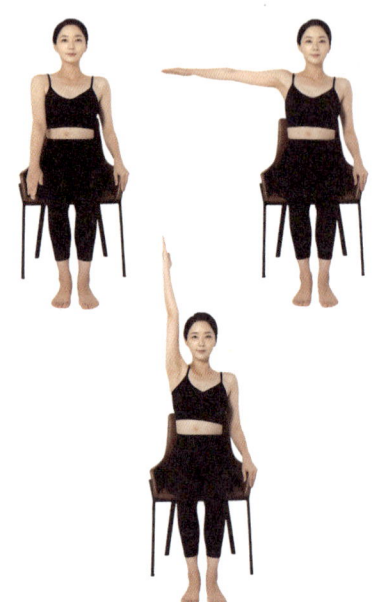

1. 앉아서 한 팔씩 앞&옆으로 들어준다.

[동작 설명]
- 첫 2주 동안
  : 45도, 90도, 135도에서 각각 멈추어 바른 자세로 팔 들어 버티기
  (45초씩 3~5세트)
- 2주 후(2~4주 차)
  : 통증 없는 범위 내에서 옆&앞에서 들었다 내려놓기 반복
  (15개씩 3~5세트)

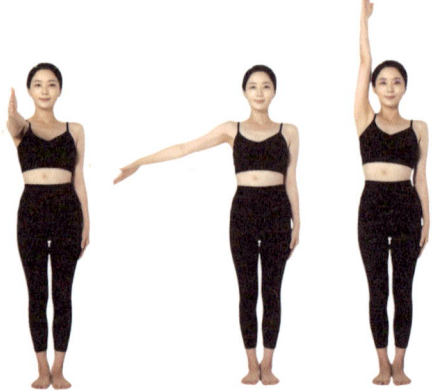

2. 서서 한 팔씩 앞&옆으로 들어준다.

[동작 설명]
- 첫 2주 동안
  : 45도, 90도, 135도에서 각각 멈추어 바른 자세로 팔 들어 버티기
  (45초씩 3~5세트)
- 2주 후(2~4주 차)
  : 통증 없는 범위 내에서 옆&앞으로 들었다 내려놓기 반복
  (15개씩 3~5세트)

통증없는 삶을 위한 운동법.

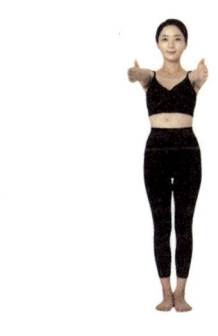

3. 서서 양팔을 양옆&앞으로 들어준다.

[동작 설명]

- 첫 2주 동안
  : 45도, 90도, 135도에서 각각 멈추어 바른 자세로 팔 들어 버티기
  (45초씩 3~5세트)

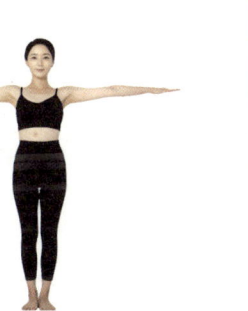 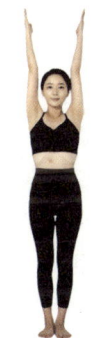

- 2주 후(2~4주 차)
  : 통증 없는 범위 내에서 양옆&앞으로 들었다 내려놓기
  (15회씩 3~5세트)

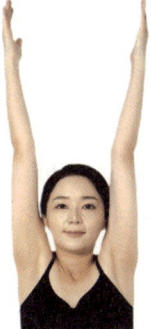

주의사항

[동작 설명]

- 동작하는 동안 팔 올리는 측, 어깨와 귀가 멀게 유지될 수 있도록 한다.
- 양어깨와 양 골반이 만드는 사각형이 동작하는 동안 찌그러지지 않도록 한다.
- 서서 하는 동작에서는 양다리에도 힘을 주어 코어의 안정된 상태를 유지한다.

너무 귀와 어깨가 가까워지며, 어깨 긴장하지 않기

돈 벌 생각말고 아낄 생각 어떠세요? 143

통증없는 삶을 위한 운동법.

<blockquote>복부 힘 유지하며 일어서서 체중 지지 후 팔다리 동시에 움직이는 연습</blockquote>

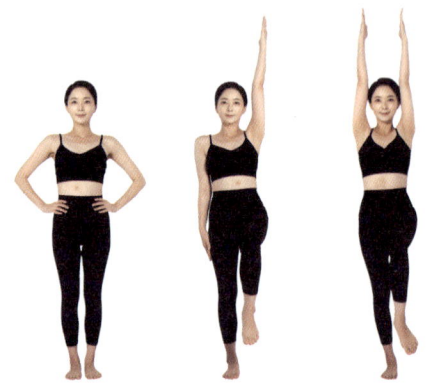

1. 선 자세에서 체중 지지하는 측 다리와 반대 측 팔 움직이는 연습

1-1. 한 다리 앞으로 90도 접어들고 하기

[동작 설명]
- 첫 2주 동안
  : 한 다리 앞으로 90도 접어들고, 체중 지탱하는 발과 반대 측 팔 들고 버티기
  (45초씩 3~5세트)
- 2주 후(2~4주 차)
  : 한 다리 앞으로 90도 접어들고, 양팔 들고 버티기
  (45초씩 3~5세트)
- 4주 후(4~6주 차)
  : 팔다리 동시에 들었다 내려놓기 반복; 한 다리 앞으로 90도 접어들기와 팔 (체중 지탱하는 측 다리와 반대 측 한 팔, 양팔 각각) 들기 (15개씩 3~5세트)

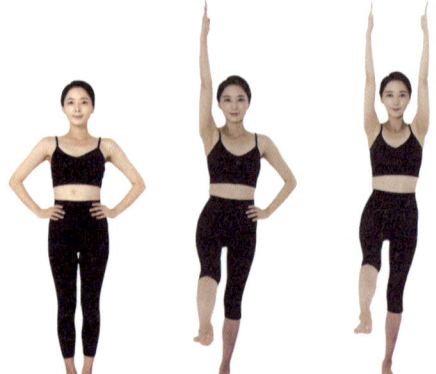

- 6주 후(6~8주 차)
  : 체중 지탱하는 측 다리와 반대 측 한 팔, 양팔 각각 든 상태로 다리 편 채로 앞으로 들고 버티기
  (45초씩 3~5세트)
- 8주 후(8~10주 차)
  : 팔다리 동시에 들었다 내려놓기 반복; 한 다리 앞으로 접어들고 팔(체중 지탱하는 측 다리와 반대 측 한 팔, 양팔 각각) 들기
  (15개씩 3~5세트)

통증없는 삶을 위한 운동법.

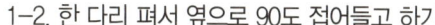

1-2. 한 다리 펴서 옆으로 90도 접어들고 하기

[동작 설명]

- 첫 2주 동안
  : 한 다리 옆으로 90도 접어들고, 체중 지탱하는 발과 반대 측 팔 들고 버티기
  (45초씩 3~5세트)

- 2주 후(2~4주 차)
  : 한 다리 옆으로 90도 접어들고, 양팔 들고 버티기
  (45초씩 3~5세트)

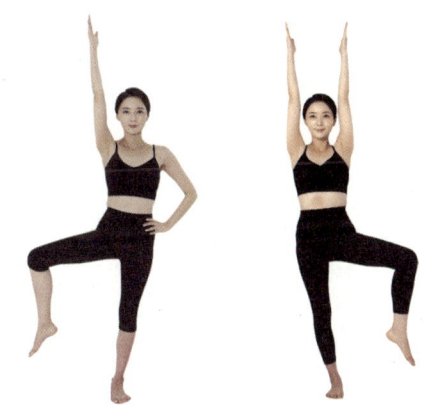

- 4주 후(4~6주 차)
  : 팔다리 동시에 들었다 내려놓기 반복; 한 다리 옆으로 90도 접어들기와 팔(체중 지탱하는 측 다리와 반대 측 한 팔, 양팔 각각) 들기
  (15개씩 3~5세트)

- 6주 후(6~8주 차)
  : 체중 지탱하는 측 다리와 반대 측 한 팔, 양팔 각각 든 상태로 한 다리 옆으로 편 상태로 30도 들어 버티기
  (45초씩 3~5세트)

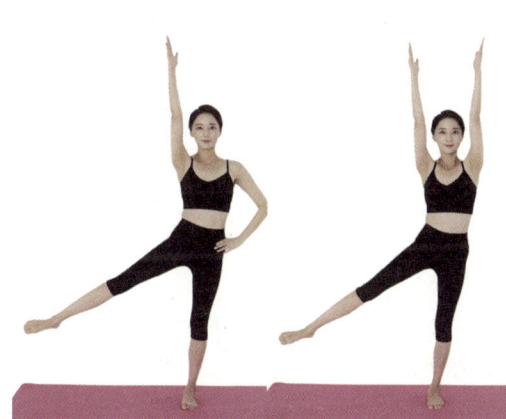

- 8주 후(8~10주 차)
  : 팔다리 동시에 들었다 내려놓기 반복; 한 다리 옆으로 편 상태로 30도 들기와 팔(체중 지탱하는 측 다리와 반대 측 한 팔, 양팔 각각) 들기
  (15개씩 3~5세트)

돈 벌 생각말고 아낄 생각 어떠세요? 145

통증없는 삶을 위한 운동법.

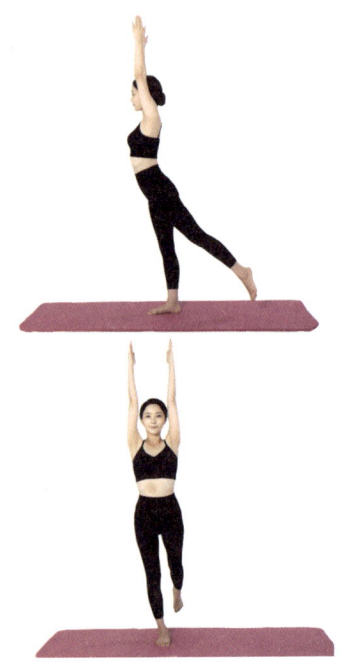

1-3. 다리는 편 상태로 뒤로 30도 들고 하기

[동작 설명]
- 첫 2주 동안
  : 한 다리 뒤로 펴서 30도 들고, 체중 지탱하는 발과 반대 측 팔 들고 버티기
  (45초씩 3~5세트)
- 2주 후(2~4주 차)
  : 한 다리 뒤로 펴서 30도 들고, 양팔 들고 버티기
  (45초씩 3~5세트)
- 4주 후(4~6주 차)
  : 팔다리 동시에 들었다 내려놓기 반복; 한 다리 뒤로 펴서 30도 들기와 팔(체중 지탱하는 측 다리와 반대 측 한 팔, 양팔 각각) 들기
  (15개씩 3~5세트)

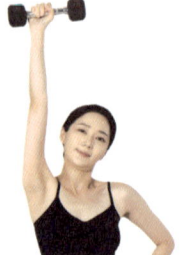
어깨 긴장하지 않기

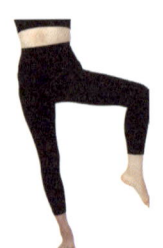
몸통 삐뚤어지지 않기

주의사항
- 동작하는 동안 팔 올리는 측, 어깨와 귀가 멀게 유지될 수 있도록 한다.
- 한 다리씩 들고 서 있을 때 지탱하는 다리 측 엉덩이가 바깥으로 빠지지 않도록 한다.
- 양어깨와 양 골반이 만드는 사각형이 동작하는 동안 찌그러지지 않도록 한다.
- 내쉬는 호흡에 팔다리 움직이고, 마시는 호흡에 제자리로 돌아온다.

통증없는 삶을 위한 운동법.

복부 힘 유지하며 한 다리로 서서 팔 움직이는 힘 키우기

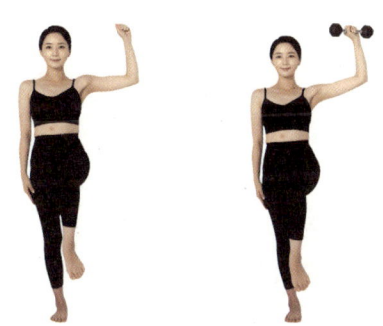

1. 한 다리로 서서, 선 다리와 반대 측 팔로 원암 숄더 프레스 연습하기

[동작 설명]
- 첫 2주 동안
  : 맨몸으로 연습하기 (15회씩 3세트)
- 2주 후(2~4주 차)
  : 1~2kg 덤벨 활용하여 연습하기 (15회씩 3세트)

ex. 오른 다리로 체중 지지하고 왼 다리 90도 접어 앞으로 들어 올린 상태
* 왼손을 사용해 원암 어깨 프레스 연습하기

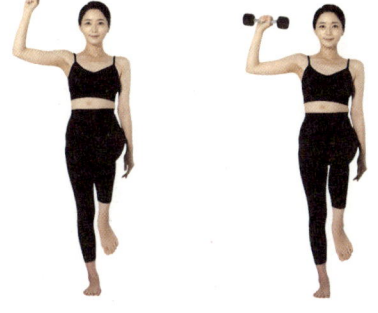

2. 한 다리로 서서, 선 다리와 같은 측 팔로 원암 숄더 프레스 연습하기

[동작 설명]
- 첫 2주 동안
  : 맨몸으로 연습하기 (15회씩 3세트)
- 2주 후(2~4주 차)
  : 1~2kg 덤벨 활용하여 연습하기 (15회씩 3세트)

ex. 오른 다리로 체중 지지하고 왼 다리 90도 접어 앞으로 들어 올린 상태
* 오른손을 사용해 원암 숄더 프레스 연습하기

돈 벌 생각말고 아낄 생각 어떠세요?

통증없는 삶을 위한 운동법.

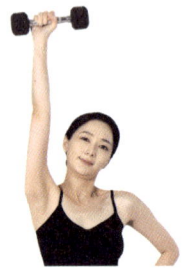

어깨 긴장하지 않기

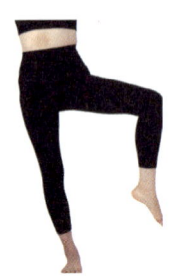

몸통 삐뚤어지지 않기

주의사항

[동작 설명]

- 동작하는 동안 팔 올리는 측, 어깨와 귀가 멀게 유지될 수 있도록 한다.
- 한 다리씩 들고 서 있을 때 지탱하는 다리 측 엉덩이가 바깥으로 빠지지 않도록 한다.
- 양어깨와 양 골반이 만드는 사각형이 동작하는 동안 찌그러지지 않도록 한다.
- 내쉬는 호흡에 팔다리 움직이고, 마시는 호흡에 제자리로 돌아온다.

통증없는 삶을 위한 운동법.

복부 힘 유지하며 점프 동작 연습하기

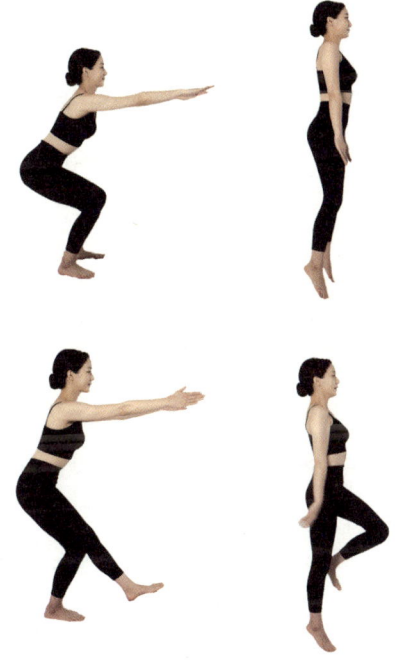

1. 양발 점프 스쿼트 연습을 복부 힘 유지하며 양어깨와 양 골반이 만드는 사각형이 동작하는 동안 찌그러지지 않도록 유지하며 한다.
   (10회씩 3세트)

2. 한 발 점프 스쿼트 연습을 복부 힘 유지하며 양어깨와 양 골반이 만드는 사각형이 동작하는 동안 찌그러지지 않도록 유지하며 한다.
   (10회씩 3세트)

> ***주의사항***
> - 착지 시, 무릎이 과도하게 안으로 들어가지 않게 주의 최대한 동작하는 동안 무릎과 발끝의 방향이 일치하도록 하기.
> - 복부 힘주고 해당 동작들 하기
> - 복부 힘은 코어 운동 방법 中
> - "호흡 유지하며, 정상 범위 요추 전만 자세에서 복부 힘 유지하는 연습" 참고하기

통증없는 삶을 위한 운동법.

2. 필수운동 _ 약한 근육 힘 보완하기

공부 안 하던 친구에게 갑자기 1등 하라는 것과 마찬가지의 과부하를 주었다 생각해 보십시오. 공부하려고 마음먹었다가도 금방 포기하고 싶어질 것입니다. 아무쪼록 약한 근육을 부상 없이 훈련해 나가기 위해서는 천천히 부하를 올려갈 수 있도록 아래 네 가지 운동 순서를 따라야 할 것입니다.

- 첫째. 맨몸으로 운동하기
- 둘째. 다른 사람의 힘을 이용하여 운동하기
- 셋째. 밴드 혹은 덤벨을 활용하여 운동하기
- 넷째. 케이블, 바벨 등 점차 무거운 도구를 활용하여 운동하기

첫째. 맨몸으로 운동하기

첫째, '맨몸으로 운동하기'에서 가장 중요한 것은 근육이 움직이는 방향을 정확히 인식하는 것입니다. 정확한 방향을 인식하지 않고 강화 동작을 수행할 경우, 나의 약한 근육이 아닌, 내가 원래 써왔던 강한 근육을 써서 동작을 수행할 확률이 높아집니다. 이에, 맨손으로 운동하기는 "약한 근육힘 보완하기"의 단계에서 첫 단추인 만큼 내가 약한 근육을 제대로 활용하여, 해당 움직임이 수행되는지 인식하고 집중하며 할 필요가 있습니다.

예로, 네발 기어가기 자세에서 한 다리를 뒤로 뻗을 때, 나는 똑바로 뻗는다고 뻗었는데 다리가 삐뚤게 뻗어진다면, 다리를 뒤로 뻗을 때 삐뚤게 뻗는 주된 근육들을 쓰는 것이고, 똑바로 뻗을 때 필요한 근육을 잘못(Not good) 쓰는 것입니다. 여기서 어떤 분들은 '삐뚤게 뻗으면 어때? 뻗기만 하면 되는 것 아니야?'라는 생각을 하실 수 있는데, 필자는 삐뚤게 뻗어지는 동작 패턴이 계속 되면, 한쪽 근육만 계속 과도하게 쓰이고, 한쪽 관절이나 인대에 분명 무리가 오며 부상의 위험성이 증가할 것이라는 점을 간과 하시면 안 된다고 생각합니다. 우리는 몸을 움직일 때 근육을 하나하나 동원하여 힘을 쓰며 움직임을 만드는데, 그 움직임을 만드는 순서나 강도의 알고리즘은 이미 익숙한 대로 사용하기가 쉽습니다. 그런데 계속 잘못된

통증없는 삶을 위한 운동법.

움직임의 알고리즘을 갖는다면, 부상의 위험성은 계속 증가할 것이며, 올바로 움직일 때 필요한 근육들이 더 약해져, 악순환이 반복될 확률이 높아집니다. 그러기 때문에 움직임 알고리즘이 습관화되거나 적립되기 전, 한 살이라도 젊고 어릴 때 제대로 된 움직임 알고리즘을 익히는 훈련을 해나가는 것이 추후, 어른이나 노인이 되어 활동을 하며 다칠 확률을 낮추는 방법이 라는 점을 독자분들이 꼭 기억하시기를 바랍니다.

윤○○님

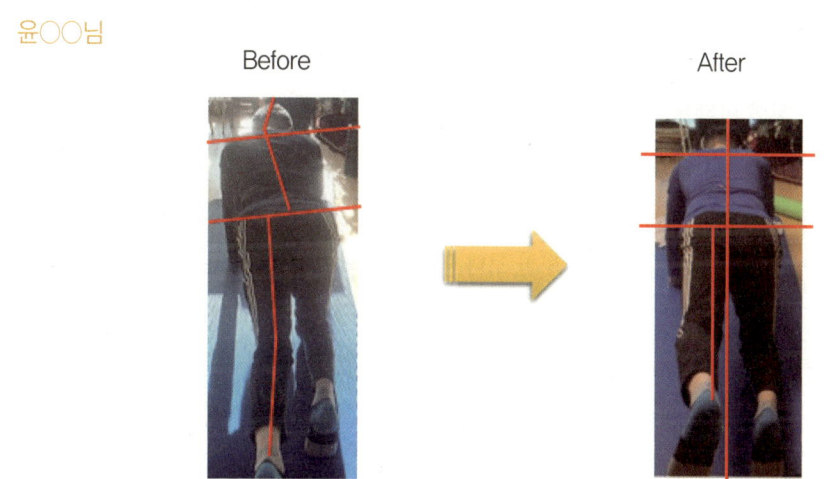

둘째. 다른 사람의 힘을 이용하여 운동하기

둘째, '다른 사람의 힘을 이용하여 운동하기'는 '맨몸으로 운동하기' 에서 보다 약한 근육의 힘을 더 키울 수 있는 단계입니다. 그런데, '다른 사람의 힘을 이용하여 운동하기'는 '맨몸으로 운동하기'가 가능한 상태여야 효과가 좋습니다. 만약, '맨몸으로 운동하기'가 잘 훈련이 되지 않은 즉, 약한 근육도 사용할 줄 모르고 정확한 근육의 방향도 인식하지 못한 상태에서 다른 사람이 해당 움직임 방향에 저항을 주며 훈련을 한다면, 원래 강했던 근육만 더 훈련될 수 있고, 약한 근육의 힘 사용이 제대로 되지 않아 부상 발생 위험성이 매우 높아집니다.

통증없는 삶을 위한 운동법.

단, '다른 사람'이 운동 수행자의 약한 근육이 어떤 근육인지 인식하며 해당 근육의 정확한 움직임 방향을 운동 수행자에게 저항 된 힘으로 인식시켜 줄 수 있다면, 운동 수행자는 '맨몸으로 운동하기'가 잘 훈련이 되지 않은 상태라 하더라도 '다른 사람'의 저항 힘의 방향을 토대로 '약한 근육 힘 보완하기'를 진행할 수 있게 됩니다. 이에, '맨몸으로 운동하기'가 완벽하게 되지 않은 상태에서 '다른 사람의 힘을 이용하여 운동하기 방법' 또한 추천은 드리나, 모든 것에 있어서 알고 하는 것과 모르고 하는 것은 효과는 확연하게 차이가 나는 법입니다. 운동 수행자의 약한 근육이 어떤 근육인지 인식하여 해당 근육의 정확한 움직임 방향을 운동 수행자에게 저항된 힘으로 인식시켜 줄 수 있는 '다른 사람'의 도움을 받을 수 있더라도, 필자는 독자 여러분이 이전 챕터에서 알려드린 대로 본인의 컨디션에 맞추어 훈련해야 할 근육을 인식하고, 해당 힘의 방향을 알고 있기를 바랍니다.

셋째. 밴드 혹은 덤벨을 활용하여 운동하기

셋째, '밴드 혹은 덤벨을 활용하여 운동하기' 또한 보다 약한 근육의 힘을 더 키울 수 있는 단계입니다. 그런데, '밴드 혹은 덤벨을 활용하여 운동하기' 방법도 '다른 사람의 힘을 이용하여 운동하기'와 마찬가지로 나의 약한 근육이 정확하게 움직이는 방향을 인식하는 '맨몸으로 운동하기' 단계를 졸업하신 후에 하는 것이 좋습니다. 우리가 하는 운동의 좋은 효과는 단순 근육의 힘 증가나 근육의 크기 증가가 아닌, 각자 움직임에 있어서 부상 예방을 위해 필요한 근육 즉, 약한 근육을 훈련하여 '약한 근육이 발달하는 것'이라고 할 때 맨몸으로 운동할 때는 저항되는 힘이 없어 나의 약한 근육의 힘을 보완하는 방향이 아닌 잘못된 방향으로 움직임을 만들어도 한 두 번은 크게 운동 효과에 타격을 주지 않겠지만, 밴드 혹은 덤벨을 활용하여 잘못된 방향으로 움직임을 만들어 운동한다면 확실히 맨몸 운동을 잘못했을 때보다 저항이 있었던 만큼 내가 원하지 않던 근육 훈련이 될 수 있다는 점을 꼭 기억해야 합니다. 이에, 특히 혼자 '밴드 혹은 덤벨을 활용하여 운동하기' 방법을 수행 시에는 정확하게 '맨몸으로 운동하기' 단계를 거쳐 나의 약한 근육이 제대로 된 방향으로 움직이며 힘이 보완되고 있는지를 인식한 상태에서 '밴드 혹은 덤벨을 활용하여 운동하기' 단계를 수행하는 것 이 좋습니다.

더불어서, 이번 단계에서도 '다른 사람'이 운동 수행자의 약한 근육이 어떤 근육인지 인식하며 해당

통증없는 삶을 위한 운동법.

근육의 정확한 움직임 방향을 운동 수행자에게 저항된 힘으로 인식시켜 줄 수 있는 사람이라면, '다른 사람'의 도움을 이번 단계에서도 받는 것을 추천합니다. 이전 '다른 사람 힘을 사용하여 운동하기' 단계에서는 약간의 저항의 힘을 '다른 사람'이 전달해 주며 올바른 방향으로 약한 근육의 힘을 사용하도록 도운 반면, 해당 '밴드 혹은 덤벨을 활용하여 운동하기' 단계에서는 '다른 사람'이 운동 수행자가 약한 근육을 사용하는 방향을 어느 정도 눈으로 확인 또는 근육에 들어가는 힘을 직접 체크하며 정확하게 운동 수행자의 약한 근육이 사용되고 있는지 확인해 줄 수 있기 때문입니다. 현실적으로 밴드와 덤벨을 활용하여 운동할 때 스스로 약한 부분의 힘을 인식하며 운동하기가 어렵기 때문에 '다른 사람' 역할을 하는 전문 트레이너의 도움을 받는 것을 필자는 추천합니다.

또한, '밴드 혹은 덤벨을 활용하여 운동하기' 단계부터는 '맨몸으로 운동하기'와 다르게 저항의 강도가 설정되어야 하기 때문에 추가로 두 가지를 더 고려해야 하는데, 그것은 바로 '점차' 무거운 도구를 사용해야 한다는 것과 '적절한 목표 무게를 설정하는 것'입니다. 지금부터 왜 해당 두 가지를 추가로 고려해야 하는지 설명해 드리겠습니다.

먼저, '점차 무거운 도구를 사용하여야 한다.'를 설명하도록 하겠습니다. 갑자기 무거운 무게를 활용한다면 아무리 열심히 이전 단계를 거쳐 수행한다고 하더라도 우리 몸은 해당 무거운 무게의 저항을 이겨내며 다치지 않게 움직임을 만들어 내고자, 원래 강한 근육을 사용하며 잘못된 움직임을 만들 확률이 높고 그로 인한 부상이나 통증 발생의 확률이 높기 때문에[49], 가벼운 무게부터 훈련에 써야 한다는 것입니다.

현장에서 점차 운동을 잘하시다가 갑자기 다시 통증을 호소하시는 분들은 보통 이전 단계를 모두 졸업하시며 자신감이 붙어, 갑자기 무거운 무게를 사용하여 운동을 도전하신 경우가 대부분이었습니다. (무거운 무게를 사용하여 운동한다는 것은 본인이 약한 근육을 사용할 수 있는 능력 수치보다 높은 수치를 사용하여 운동하는 것을 뜻합니다). 우리 몸은 약한 근육을 사용하는 것보다는 강한 근육을 사용하는 방법을 더 잘 기억하고 있어야 하며, 우리는 그런 잘못 습관된 움직임 방향에 더 익숙하다는

통증없는 삶을 위한 운동법.

것을 기억하셔야 합니다. 많은 사람들이 이전 단계를 졸업하며 다음 단계로 넘어가는 해당 시기에 다시금 잘못된 방향으로 움직임을 만들며 원점으로 돌아갈 수도 있음을 저는 강조하여 말씀드리고 싶습니다.

'추가적으로' 중요하게 참고해야 할 부분 중 두 번째 부분인 '적절한 목표 무게를 설정하기'는 우리가 목표하는 대로 관절의 움직임이 조화롭게 나오도록 하는 정도로 적절한 목표 무게를 설정하는 것입니다. 적절한 목표 무게 설정을 하지 않고, 운동 효과가 미비하게 나올 만한 낮은 무게로 운동을 하신다거나, 욕심이 생기어 부상의 위험이 있더라도 눈에 보이는 큰 근성장 효과를 위해 무제한으로 무게를 올리신다면 저는 반대하지 않겠습니다. 그러나, 과연 내가 시간을 투자하는 만큼 올바른 운동 효과를 보고 있는지 그리고 무제한으로 무게를 올리는 과정에서 꼭 첫째. 나의 약한 근육도 잘 강화되고 있는지, 둘째. 적절하게 관절의 움직임이 나오는지, 셋째. 강한 근육의 힘과 약한 근육의 힘이 조화롭게 협력되고 있는지를 확인하시길 바랍니다.

넷째. 케이블, 바벨 등 점차 무거운 도구를 활용하여 운동하기

넷째, '케이블, 바벨 등 점차 무거운 도구를 활용하여 운동하기' 또한 앞서 말씀드린 '약한 근육 힘 보완하기' 첫째, 둘째, 셋째 방법과 같은 이유로 이전 세 가지 단계를 모두 졸업한 후에 진행하는 것이 좋습니다. 이때, 이전 세 가지 단계를 모두 흡수하며 '케이블, 바벨 등 점차 무거운 도구를 활용하여 운동하기'가 결코 쉽지 않음을 알기에 특히 네 번째 단계인 '케이블, 바벨 등 점차 무거운 도구를 활용하여 운동하기'는 꼭 전문 트레이너의 도움을 받아 수행하는 것을 권장 드리며 '약한 근육 힘 보완하기' 셋째 방법인 '밴드 혹은 덤벨을 활용하여 운동하기'에서 설명한 것처럼 '밴드 혹은 덤벨을 활용하여 운동하기'부터는 꼭 추가적으로 고려해야 하는 두 가지를 접목시켜 '케이블, 바벨 등 점차 무거운 도구를 활용하여 운동하기'를 하길 바라겠습니다.

이제 여러분은 본인 체형을 카테고리화하여 보완이 필요한 약한 근육을 찾을 것이며 "약한 근육 힘 보완하기"의 첫째, 둘째, 셋째, 넷째 방법을 사용하여 약한 근육을 강화시켜 나아가며 보다 건강한 움직임을 만들어 갈 수 있게 되었습니다. 그런데, 이쯤에서 독자분께 말씀드리고 싶은 부분이 있습니다.

통증없는 삶을 위한 운동법.

제가 현장에서 경험한 바로는 모든 사람들이 몸 상태가 일정하지 않았습니다. 사람마다 내가 약한 힘을 다른 힘으로 보완할 때 보완 방법의 경우의 수가 너무 많고, 체형도 크게 7가지로 나누어 놓은 것이지만 이보다 훨씬 더 다양하기 때문입니다. 그러므로 어떤 사람은 군인 자세와 O다리를 함께 가지고 있는데 군인 보다 O다리가 심하여, 운동 수행 목표 설정을 O다리 교정 운동에 먼저 초점을 맞추어 한 후, 군인에 신경을 써야 할 수 있고, 어떤 사람은 같은 군인 자세와 O다리를 함께 가지고 있더라도 O다리의 원인이 분명히 군인 때문이어서 필히 군인 교정 운동에 먼저 초점을 맞추어 운동 후, O다리 교정 운동에 신경 써야 할 수 있습니다. 즉, 필자는 독자분들이 스스로 내 몸을 카테고리에 맞춰 차례대로 본인에게 필요한 약한 힘을 훈련해 나갈 때, 단순히 속해 있는 체형에 필요한 운동과 스트레칭만 하기보다는 어떤 것에 먼저 초점을 맞추어 운동을 해나아가야 할지에 대하여도 고민하며, 보다 더 주체적으로 건강 정보를 받아들이고 전문가에게 한 번 더 확인하시길 바랍니다.

해당 책에서는 이 모든 경우의 수를 다룰 수 없기에 정상 체형 포함하여 8가지 체형으로 크게 체형을 나누어 필수 이완 부분과 필수 강화 부분의 내용을 다루고 전체적인 '내 몸 관리 방법'에 대하여 설명하였습니다. 해당 책에서 드릴 수 있는 내용은 운동에 접근하는 방식이며 여러분들에게 세세한 해결책을 제시해 드릴 수는 없기에, 스스로 '나의 약한 근육이 어디인지' 찾아내어 '본인에게 맞는 강도와 운동 방법을 선택하는 방법'을 알려드리는 것이 본 책에서 여러분에게 드릴 수 있는 최선의 방법이라고 생각합니다.

통증없는 삶을 위한 운동법.

4-2. 똑똑하게 운동하는 방법
_운동면에 따라 달라지는 움직임 이해하기

　지금까지 내용을 제대로 숙지하셨다면, 이미 여러분은 '똑똑하게 운동하는 방법'에 대하여 알고 계신 것이나 다름이 없습니다. 그런데, 여기서 만약 조금 더 나아가고자 하신다면 '운동면에 따라 달라지는 움직임'까지 알고 가시면 좋을 것 같습니다.

　우리가 '약한 근육을 사용하는 힘과 '현재까지 계속 써오던 힘'을 적절히 조화롭게 사용하며 균형 잡힌 움직임을 만들때 운동면에 따라 움직임이 달라지는 것을 이해한다면 보다 쉽게 '균형 잡힌 움직임'에 다가갈 수 있기 때문입니다.

　예를 들어, A라는 사람은 평소에 승모근의 상부 힘이 강하게 긴장되어 있는 타입의 사람인데 팔을 차렷 자세에서 만세 자세로 올리는 동작을 하였을 때 처음엔 안 그런데 어느 정도 각도 이상 들어 올릴 때면 어깨에서 달그닥 결리는 소리가 난다고 가정해 봅시다. 이 사람은 달그닥 소리가 나지 않도록 도와줄 근육(현재 약한 근육)훈련과, 자주 사용하여 강해진 '승모근의 상부 힘'을 적절히 제한하여 쓰는 훈련을 해야할 것입니다.

　이때 '달그닥 소리가 나지 않도록 도와줄 현재 약한 근육은 어디인가?'라는 물음표에 답을 찾을때, 팔의 움직임 면을 이해해 보면 '달그닥 소리가 나지 않도록 도와주는 약한 근육 훈련'에 어떤 운동들이 들어가는지 쉽게 이해할 수 있습니다. 즉, 자주 사용하여 강해진 '승모근 상부 힘'을 적절히 사용하며 약해진 근육을 쓸 수 있도록 만들어주는 훈련법을 쉽게 알 수 있습니다.

통증없는 삶을 위한 운동법.

　우리 몸은 시상면, 관상면, 횡단면에 따라 움직입니다. 이때 팔은 앞으로, 옆으로, 좌우로 자유롭게 움직이며 시상면, 관상면, 횡단면을 따라 움직이죠. 운동면에 따라 움직임이 앞으로, 옆으로, 좌우로 바뀌는 것입니다. 운동면을 따라 움직임이 달라지는 만큼 움직임에 관여하는 근육들도 달라지고, 근육들의 힘의 방향도 달라집니다. 자세한 내용은 뒤에 하더라도 간단하게 A의 경우를 예로 들자면, 앞으로 또는 옆으로 들 때 소리가 안 나고 위로 들 때 소리가 난다는 점에 있어서 팔을 위로 들때 사용되는 어떤 근육이 앞으로 옆으로 움직일 때는 위로 팔을 들때 보다 쉽게 사용되는 근육이라고 미루어 짐작할 수 있게 되죠.

　이는 앞으로 옆으로 들 때는 어느 정도 근육들이 적적한 힘을 사용하며 균형 잡힌 움직임을 만들수 있지만, 위로 들 때는 조화롭게 근육의 힘들이 사용되지 못해 균형 잡힌 움직임을 못 만들며 소리가 난다고 볼 수 있기 때문입니다. 즉, 팔을 앞으로나 옆으로 들 때는 균형 잡힌 움직임에 어느정도 기여를 할 수 있지만, 팔을 위로 들 때는 균형 잡힌 움직임에 기여를 못하는 근육의 힘을 키우는 부분이 A라는 사람에게 필요한 '약한 근육' 훈련이 되는 것이죠.

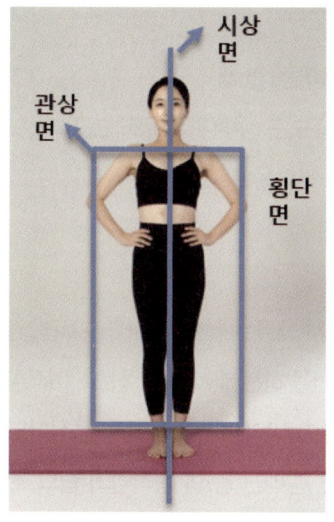

통증없는 삶을 위한 운동법.

이렇듯, 운동면에 따라 달라지는 움직임이 달라지고 훈련해야 하는 근육이 달라질 수 있음을 이해한다면, '약한 근육을 사용하는 힘'과 '현재까지 계속 써오던 힘'을 적절히 조화롭게 사용하며 균형 잡힌 움직임을 만드는 데에 보다 쉽게 접근할 수 있을 것 입니다. 사실 팔은 회선 움직임(팔 돌리는 움직임)도 일어나고, 불안정한 어깨 관절로 부터 움직임이 나오는 만큼, 단순하지는 않습니다. 보다 사실적인 이해를 돕기 위해, A라는 사람의 예를 계속 들어 운동면에 따라 달라지는 움직임을 만드는 근육 이야기를 해 보겠습니다.

아래의 내용은 '팔을 들어 올릴 때 가동되는 근육들'입니다.[50]

- 아 래 -

1) 처음 팔을 들어 올릴 때
날개뼈 윗부분에 붙어 있는 극상근(가시위근)과 어깨 옆면에 붙어 있는 삼각근(가운데 어깨세모근)이 많은 역할을 함

2) 팔을 어느 정도 이상 들어 올릴 때
옆 목 부분에 붙어 있는 승모근 상부(위쪽 등세모근)과 승모근 하부(아래쪽 등세모근), 그리고 전거근(앞톱니근)이 많은 역할을 함

3) 이 외에도
팔을 들어 올리는 과정에서 쇄골은 살짝 뒤로(25도), 견갑골은 살짝 바깥쪽으로(10도), 팔뼈는 조금 뒤로(45도) 정도 회전을 하는데(사진 11 참고), 이러한 움직임을 만드는 주동근들(극하근, 소원근, 삼각근 등) 뿐만 아니라, 이를 적절히 움직이도록 저항의 힘을 만드는 길항근들(대흉근, 견갑하근, 대원근, 광배근 등)의 움직임의 힘의 조화가 더불어 필요함.

통증없는 삶을 위한 운동법.

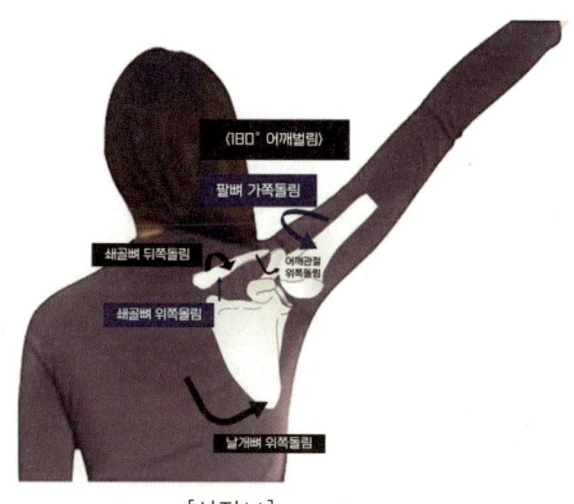

[사진11]

　위의 '팔을 들어 올릴 때 가동되는 근육들'을 살펴본 결과, A는 처음 팔을 들어 올릴 때 달그닥 소리가 나지 않았기 때문에 처음 팔을 들어 올릴 때 쓰이는 극상근과 삼각근의 움직임 패턴에는 문제가 없어 보입니다. 그런데 어느 정도 팔을 들었을 때 어깨에서 소리가 난다는 것은 크게 보면, A가 평소에 승모근의 상부가 긴장되어 있는 사람이라는 점에 있어서 승모근 상부의 힘과 승모근 하부의 힘 그리고 전거근의 힘의 조화가 깨져있다고 미루어 짐작할 수 있습니다. 즉, 팔을 들어 올리는 데에 있어서 옆으로 위로 드는 주된 근육은 힘이 있는데, 앞으로 들어 올리는 근육이 상대적으로 약화되어 조화가 깨진 것으로 사료됩니다. 이때도 분명 쇄골뼈 회전부터 날개뼈 움직임까지 관여하는 근육은 많겠지만, 해당 부분보다 팔을 들어 올리는 근육에 승모근 상부와 하부 그리고 전거근이 높은 비율로 사용된다는 점에 있어서 필자는 A가 승모근 상부의 힘이 강하고 승모근 하부의 힘과 전거근의 힘이 약해 팔이 올바른 알고리즘 패턴으로 움직이지 못하고 강한 승모근 상부의 힘에 끌려 올라가며, 결림 현상이 나타나게 되었다고 생각합니다.

통증없는 삶을 위한 운동법.

　이제 A는 하부 승모근과 전거근을 활성화하며 팔을 앞으로 미는 동작과 위로 드는 동작을 '약학 근육 훈련'으로 수행하게 될 것입니다. 만약, 상부승모근 제한 운동과 하부승모근&전거근 활성화 훈련을 해도 상황이 호전되지 않는다면, 다른 운동면의 움직임을 만들어 내는 데에 문제가 없는지 확인하는 작업을 해야 할 필요성이 있습니다. 보다 날개뼈 움직임 활성화나 제한 부분에 초점을 맞춘다던가, 흉&요추 움직임 기능 활성화 정도를 확인해야 할 것입니다.

　아무쪼록 A의 강한 근육은 승모근의 상부 부분이라고 가정하고, 약한 근육은 승모근의 하부부분과 전거근이라고 가정한다면, A는 약한 근육인 승모근의 하부 힘과 전거근의 힘을 강하게 훈련해야 하고, 강한 근육인 승모근의 상부 힘을 제한하며 '팔을 들어 올리는 연습'을 해야할 텐데, 여기서 약한 근육인 승모근 하부 부분의 힘과 전거근의 힘이 훈련이 완성되지 않았다면, 원래 강한 승모근의 상부 힘을 제한하는 것이 어려워지며 아무리 올바른 근육 동원 알고리즘 습득을 연습하여도 팔을 들어 올릴 때 결리는 소리는 계속 날 것임을 우린 기억해야 합니다. 충분히 훈련도 안 해놓고, '이것이 원인이 아닌가 봐 다른 원인을 찾아보자'하며 길을 돌아갈 수 있으니까요.

　즉, 움직임 면을 이해하고 '약한 근육을 훈련'에 접근이 쉬워진다 하여도, '이전에 계속 사용되어 와서 강화된 근육 제한' 하는 과정을 생략한다면 '균형 잡힌 움직임' 만들기는 어렵게 되는 것이죠. 가장 상황에 유력한 원인이 되는 점을 찾고 훈련을 할 때 충분한 훈련을 한 후 그래도 안되면 두 번째로 유력한 원인이 되는 점에 입각하여 훈련을 진행해 보아야 합니다.

통증없는 삶을 위한 운동법.

'약한 근육과 원래 강한 근육의 모든 힘을 함께 쓰며 올바른 근육 동원 알고리즘 습득하기' 방법은 간단합니다. 약한 근육 훈련을 어느 정도 완성시킨 후, 문제가 되는 움직임 패턴에 있어서 강한 근육의 쓰임을 제한하는 것을 지속적으로 본인의 의지를 통해 컨트롤하며 훈련을 통해 강해진 약한 근육의 힘을 쓰는 타이밍을 습관화하여 반복 연습하는 것입니다.

물론, 원래 강한 근육을 수행자 자신이 스스로 통제하고 있는지를 알기도 어려울 뿐만 아니라, 훈련을 통해 약한 근육의 힘을 키워 왔다고 해도 문제가 되는 움직임 부분에서 정확하게 어느 타이밍에 약한 근육을 어느 정도로 사용하며, 올바른 움직임 패턴을 만들어 내야 할지 혼자 알기는 어려우므로 수행자의 문제가 되는 움직임 패턴을 해부학적 지식을 활용하여 잘 알고 있고 해당 부분을 지도할 수 있는 전문가의 도움을 받는 것을 추천합니다.

위에서는 어깨로 예를 들었지만 보통 한 관절의 움직임 패턴이 깨져있으면, 다른 관절의 움직임 패턴도 보상 작용으로 깨져있는 경우가 많습니다. 만약, 독자분들이 움직임에 문제가 있는 관절이 있고, 해당 관절 움직임을 올바로 만들어 보고 싶으시다면, 문제가 되는 관절의 움직임만 보지 마시고, 전체적인 몸의 움직임을 다시 한번 체킹하며 운동 프로그램을 순차적으로 짜고 '약한 근육과 원래 강한 근육의 모든 힘을 함께 쓰며 올바른 근육 동원 알고리즘 습득하기' 방법을 통해 관절 하나하나를 모두 다루며 운동을 계획할 것을 권장해 드립니다.

통증없는 삶을 위한 운동법.

4-2. 똑똑하게 운동하는 방법
_제일 중요한 정리운동

"오늘 정말 운동 열심히 했다."라며 열심히 본 운동 후 뒤돌아 바로 집에 돌아가시려는 그 찰라, 저는 여러분들께 "정리운동하셔야죠! "라고 외치고 싶습니다. 식후 양치질이 중요하듯', 저는 운동 후 '정리운동'이야말로 모든 운동 중 제일 중요한 단계라고 생각합니다. 정리운동은 기존에 운동 후 근육통 예방을 위해 많이 사용되어 왔습니다. 운동 후 발생 될 수 있는 근육통은 크게 근막동통(myofascial pain)이나, DOMS(Delayed Onset Muscle Soreness)증상으로 보고되고 있는데, 근막동통(myofascial pain)는 근막동통 증후군(myofascial pain syndrome)에서 근육에 유발되는 통증[51]이고, DOMS란, 스포츠 손상 중 가장 흔한 형태이면서 반복적으로 발생하는 운동 상해 유형으로 근력 운동을 부적절 또는 과도하게 하였을 경우, 운동 후 24시간 이내에 점점 통증이 증가하여 24-72시간 사이에 가장 심해지고 이후 통증이 점차 약화되는 증상을 말합니다.[52] 이때 대처가 적절치 못할 경우 만성 통증으로 이어지거나 관절 가동범위 감소 등으로 골격근 성장에 지장을 줄 수 있기 때문에[53)54)] 근 막동통이나 DOMS 증상 완화에 효과적이라고 알려진 자가 이완 방법[55)]을 사용하여 꼭 케어해 줄 필요가 있어 기존에 운동 후에 하는 '정리운동' 프로그램이 많이 수행되어 왔습니다.

그런데 본 책에서는 이런 기존의 정리운동 프로그램뿐만 아니라 '약한 근육' 훈련과 약한 근육과 원래 강한 근육의 통합 훈련이 끝난 후, '원래 강한 근육'을 한 번 더 이완해 주는 과정을 쿨 다운 프로그램에 포함하는 것을 권장합니다. 약한 근육을 강화시키고 올바른 움직임 패턴을 연습할 때 있어서 우리가 간과하면 안 되는 것은 바로 '원래 강한 근육'입니다. 아무리 우리가 열심히 약한 근육 사용 연습을 하고, 힘을 키우고, 올바른 움직임 패턴을 연습한다고 하여도 그것은 강한 짧습니다. 즉, 현재까지 잘못된 패턴으로 움직임을 만들어 온 시간을 이길 만큼 연습을 해도 ' 올바른 패턴으로 움직인다.'라고 안심할 수 있을까 말까이고 먼저 학습된 '원래 강한 근육'보다 후에 학습된 '약한 근육'이 더 잘 작용하기는 쉽지 않을 수 있기 때문입니다.

통증없는 삶을 위한 운동법.

　어느 정도 약한 근육도 강화되고 올바른 움직임 패턴도 익숙해지면 점점 '원래 강한 근육'도 약해지더라도, 운동 후 '원래 강한 근육을 한 번 더 이완'하는 쿨 다운 컨디셔닝은 지속되어야 할 것입니다. 물론, 약한 근육도 강화되고 올바른 움직임 패턴도 익숙해지면 점점 '원래 강한 근육'이 약해질 때, 운동 후 '원래 강한 근육'이 한 번 더 이완하는 시간과 빈도가 줄어들 것입니다. 그러나 우리가 평생 잘못된 패턴으로 살아왔다가 열심히 훈련을 통해 올바른 패턴이 익숙해졌다 하더라도, 그 잘못된 패턴으로 살아온 기간이 더 긴 이상, 운동 후 '쿨다운 컨디셔닝 프로그램'은 빈도가 줄어드는 것은 가능해도 삭제는 안 되며 평생 지속해야 한다고 생각합니다.

　예로, 허벅지 뒤쪽 면(허벅지 뒤 근육)과 바깥 면(IT밴드 혹은 TFL)의 강한 힘으로 어떤 X 다리를 가진 A라는 여성과 B라는 여성이 있습니다. A와 B 여성은 모두 3년간 힘들게 약한 근육 훈련과 올바른 관절 움직임 운동을 통해 이제는 어느 정도 다리 모양도 11자로 했고, X 다리로 인해 있었던 무릎과 발목 통증도 많이 개선되었습니다. 그런데 X 다리로 인해 있었던 무릎과 발목 통증도 많이 개선된 이후, 3년 동안, A라는 여성은 즐겨 하는 테니스와 골프 라운딩 후, 폼롤러로 허벅지 바깥 면을 이완하는 것과 스트레칭 방법으로 허벅지 뒷면을 이완하는 것(이하 쿨 다운 컨디셔닝)을 꾸준히 실천해 왔고, B라는 여성은 '쿨 다운 컨디셔닝 프로그램'을 전혀 하지 않고, 좋아하는 테니스와 골프 라운딩만 다녔습니다. 과연 A, B 두 여성 모두 3년간 힘들게 운동하여 얻은 결과인 11자 다리를 유지할 수 있을까요? 만약, 유지할 수 있다면 얼마나 유지할 수 있을까요?

　보통 논문에서는 훈련을 하다가 하지 않으면 디트레이닝(Detraining) 효과라고 하여, 운동한 효과가 사라진다고 말합니다. 어떤 논문에서는 3개월 운동한 사람은 3개월 동안 그 운동 효과가 지속된다고 말합니다. 기간은 논문마다 다르지만 확실한 건 운동을 하지 않으면 운동 효과가 영원히 지속하지 않는다는 것입니다.[56]

　우리 몸은 편한 것을 좋아해서 운동을 하지 않으면 다시 원래 강했던 힘이 더 쓰기 편한 만큼,

통증없는 삶을 위한 운동법.

올바른 패턴으로 움직임을 포기하고, 잘못된 움직임의 알고리즘을 기억해 다시 예전으로 돌아가기 쉽습니다. 이러한 결과를 만들지 않기 위해 '쿨 다운 컨디셔닝'은 모두에게 필수입니다. 즉, A라는 여성은 자주는 못하였지만, 그래도 꾸준히 쿨 다운 컨디셔닝을 해왔기 때문에 11자 다리와 통증 없는 움직임을 계속 누릴 수 있었을 것입니다. 그러나 B는 아마 다시 X 다리를 갖게 되고 무릎과 발목 통증을 다시 호소할 확률이 높습니다.[57]

3년 동안 열심히 만든 11자 다리와 통증 없는 움직임을 계속 누리기 위해서는 빈도는 줄더라도 폼롤러를 활용하여 허벅지 바깥 면을 이완하거나, 허벅지 뒤쪽을 스트레칭을 하는 '쿨 다운 컨디셔닝'을 즐겨하는 신체활동 후에 무조건 꾸준히 해야 한다는 것을 절대 잊지 마십시오.

통증없는 삶을 위한 운동법.

[번외로 드리는 말씀]

    정말이지, 제가 회원님들을 수년간 지도하며 이 챕터의 글이 얼마나 중요한지 진심으로 느껴 '번외로 드리는 말씀'을 적게 되었습니다.

    많은 회원님들이 저와 운동하며 허리 통증도 없어지고, 어깨도 못 움직이시다가 잘 움직이시고, 고관절 끼임 현상도 없어지는 등 큰 효과를 보셨습니다. 사람마다 효과의 시기는 운동의 빈도와 집중력에 따라 다르지만, 1년이 걸리든 3년이 걸리든 효과는 운동을 제대로 했다면 무조건 나오기 때문에 전보다 훨씬 더 건강해집니다. 그런데 제일 중요한 것은 그 효과를 맛 본 이후입니다.

    '나 이제 괜찮아졌어.'라는 생각에 무너지는 것은 한순간입니다. 정말 5분 아니, 3분이라도 좋으니 효과가 나온 후로는 쿨 다운 컨디셔닝을 소홀히 하지 마십시오. 효과는 약한 근육이 조금만 강해져도 나오고 올바른 패턴을 연습하다가 어느 정도만 익숙해져도 나옵니다. 효과가 나왔다고 내가 정말 올바른 패턴으로 약한 근육도 많이 강해지고, 움직이는 것이 이제 확실히 되었다고 생각하시면 오산입니다. 그렇기 때문에, 어느 정도 내가 약한 근육이 강화되고 올바른 패턴이 자리 잡힐 때까지는 효과가 나왔다 하더라도, 방심하여 다시 삐끗하는 상황을 방지하기 위해 꾸준히 쿨다운 컨디셔닝을 하며, 꾸준히 약한 근육 강화와 함께 올바른 패턴으로 움직이는 연습을 하셔야 합니다.

    보통의 사람들은 아프던 부분이 안 아파지고, 불편했던 움직임이 매끄러워지는 순간! 즉, 효과가 한번 나오면 이제 움직임이 완성되었다고 판단하여 쿨 다운 컨디셔닝은 물론이고, 필요한 운동도 소홀히 하시게 됩니다.

    저 또한 그런 경험이 있습니다. 그러면 바로 다시 통증이 찾아오고 매끄러워졌던 움직임이 다시 불편해지게 되는데, 그 기분이 얼마나 억울할지 상상이 가시죠? 1년 아니, 3년을 열심히 했는데 한순간에 그 효과가 무너지는 기분은 정말 상상하기도 싫습니다. 물론, 했던 몸은 처음 운동하는 몸보다 빨리 다시

통증없는 삶을 위한 운동법.

적응하여, 효과가 처음보다는 다시 빨리 찾아오겠지만, 굳이 필요 없는 '다시 되돌이표' 과정을 겪을 필요는 없다고 생각합니다.

정말 두 번 세 번 강조하여도 아깝지 않습니다. 효과가 나왔다고 해서 절대 필요한 운동을 멈추지 마십시오. 빈도가 줄어들 수는 있어도 절대 생략은 이번 생에 없다고 생각하십시오. 인간은 같은 실수를 반복한다지만, 그 실수를 바로잡는 비책이 있고 기준이 있다면 당신은 언젠간 꼭 반복의 늪에서 헤어 나올 수 있습니다.

통증없는 삶을 위한 운동법.

[주 석]

8) MET(Metabolic Equivalent Task): 1 MET이란 휴식 하고 있을 때 1분 동안 몸무게 1 킬로그램 당 필요한 산소 3.5 cc를 의미함. 즉, 산소 3.5 cc / 몸무게 킬로그램 / 분이라고 표시, 에너지로 표시하면, 1 MET = 50 Kcal / hour / m2 body surface로 됨. 힘든 일을 할수록 MET값은 커짐.
  ex) 개와 함께 걷는 것=MET 3-6 사이, MET 6이상은 1 분 당 7 칼로리를 필요로 하며, 농구 경기에 참여하는 것과 같은 정도임

9) Exercise and Physical Activity : What's the Difference? Barbara Robb, Niya Jones. Everyday Health. 2009. Jun 30.

10) 〈스포츠의 정의〉 Kenyon(캐나다 및 미국에서 활동한 스포츠 사회학의 시조 가운데 한사람. 1974)은 스포츠를 " 조직화되고 경쟁적인 총체로서의 신체활동" 스포츠라는 활동은 놀이와 게임에 비하여 인간이 특정한 목적을 달성하기 위하여 한층 체계적으로 고안해낸 활동이어서, 고도로 조직성을 띤 경쟁적인 활동이라고 말했다.

* Lawther(미국의 스포츠심리학자. 1972)는 스포츠를 다음과 같이 정의함: 쾌감과 여가선용을 위하여 활동 그 자체를 추구하며, 또한 보편적으로 일정의 전통적인 형태, 혹은 일련의 규칙에 따라 수행되는 다소 활발한 신체활동." 다시 말해서 Lawther는 스포츠를 문화적 산물이며, 놀이의 한 유형으로서, 놀이의 한 특수범주에 속하는 것으로 본 것이다.

11) work out은 주로 gym에서 하는 운동을 이야기하고, exercise는 건강을 위해 규칙적으로 하는 조깅, 걷기, 스트레칭 등 모든 활동을 이야기함.

12) 우리가 팔을 하나 움직여도 삼각근, 승모근, 광배근 등 여러 근육을 사용하여 움직이는데, 이 근육들이 가동되는 순서나 움직임에 기여하는 힘의 퍼센테이지는 사람마다 조금씩 다를 수 있습니다. 이러한 근육의 가동되는 순서나 움직임에 기여하는 근육들의 힘의 퍼센테이지 변화들을 요즘 근신경의 훈련도로 판단하여 Motor Control* 능력과 비례하여 많이 움직임 패턴(Movement Pattern)으로 표현하는데, 필자는 단순하게 움직임 알고리즘이라 표현하겠습니다.

* Motor control: 운동을 뜻대로 통제하는 것으로, 대뇌운동의 의지실현의 정도를 소뇌, 시각, 전정감각 등에 따라서 검진하고 오차를 수정하면서 달성한다_간호학대전.1996.03.01

44) 10주간 코어 재활 트레이닝이 요통유발 골프선수의 유연성, 등속성 근력, 경기수행력 및 통증에 미치는 영향. 김광준, 정진욱. 운동과학. 2009; 18(1): 115-124

45) 코어 안정화 운동과 서킷 웨이트 트레이닝이 신체구성, 유연성, 근력, 근지구력 및 수중 돌핀킥 기록에 미치는 영향. 이강구, 김형돈, 백수희. 한국사회체육학회지. 2009. Aug; 37(37):1281-1292

통증없는 삶을 위한 운동법.

46) 하지근력의 좌우 비대칭성이 드롭랜딩 시 동적 안정성에 미치는 영향. 김철주, 이경일, 홍완기. Korean Journal of Sport Biomechanics. 2011 Jun; 21(2):173-179

44) 청소년기 편측운동 선수의 척추측만 변형과 요통자각도. 박찬길. 코칭능력개발지. 2010 Nov; 139-144

45) 건강운동관리사 한 권으로 끝내기. 김현규, 강명성, 박민혁. 2016. ㈜시대고식기획, 제3과목 운동상해. 제 6장 스포츠 손상의 재활운동. 2) 재활운동 프로그램 과정   중간단계(회복단계). p.171

46) Delayed onset muscle soreness. Cheung K, Hume PA, Maxwell L. Sports Med. 2003. Vol 33(2). p.145~164

47) Kinesiology 근육뼈대계통의 기능해부학 및 운동학. Donald A. Neumann. ㈜범문에듀케이션. Chapter 5. 어깨 복합체. p.151-154

44) 서울대학교병원 의학정보 출처; 근막동통증후군(myofascial pain syndrome)

45) Delayed onset muscle soreness. Cheung K, Hume PA, Maxwell L. Sports Med. 2003. Vol 33(2). p.145~164

46) Whole-body vibration and the prevention and treatment of delayed onset muscle soreness. Aminian- Far A, Hadian M-R, Olyaei G, Talebian S, Bakhtiary AH. . J Athl Train. 2011. Vol 46(1). p.43~49

47) Foam rolling as a recovery tool following an intense bout of physical activity. MacDonald GZ, Memorial University of Newfoundland. 2013.

48) Does Self-myofascial release with a foam roll change pres sure pain threshold of the ipsilateral lower extremity antagonist and contralateral muscle groups? an exploratory study. MJ CSK. J Sport Rehabil. 2017. Vol 1(27). p.2

49) Retention of Movement Pattern Changes After a Lower Extremity Injury Prevention Program Is Affected by Program Duration. Darin A. Padua, PhD, Lindsay J. DiStefano, Stephen W. Marshall, Anthony I Beutler, Sarah J de la Motte, Michael J DiStefano. Am J Sports Med. 2012 Feb; 40(2):300-6.

50) Motor Control and Learning : A Behavioural Emphasis. (4th ed). (2005). Lee, D.T., & Schmidt, A.R. Windsor, ON: Human Kinetics

05

의료비 절감을 위한 셀프 운동 꿀 Tip

1. 의료비 절감을 위해서 운동을?

2. 운동을 하는데 왜 더 아프고 통증이 생기는가?

3. 나를 제대로 알아야 의료비 절감 현실화된다.

4. 통증없는 삶을 위한 운동법.

5. 의료비 절감은 위한 셀프 운동 꿀 Tip

05 의료비 절감을 위한 셀프 운동 꿀 Tip

5-1. 거울보고 운동하지 마세요

사람들은 운동할 때 꼭 거울을 보는 습관이 있습니다. 아마 본인이 잘하고 있는지 자세를 체크하고 싶은 심리 때문일 것 같습니다. 하긴, 거울이 있는데 안 보는 것도 뭔가 이상합니다. 그런데 필자는 이러한 운동하는 데 있어 거울 보는 행동을 하지 말라고 말하고 싶습니다. 이유는 거울이 앞에 있든 옆에 있든 머리를 들어서 확인하는 순간, 몸이 틀어져 약한 근육을 쓰는 것에 집중도가 떨어질 뿐만 아니라, 거울을 보며 바른 운동 자세가 나오지 않는 초보자일 경우 몸을 다칠 수 있다는 위험이 있고 원래 강한 근육을 사용해서 몸의 균형을 잡을 확률이 높기 때문입니다.

예를 들어 A라는 사람이 왼쪽 척추 기립근과 오른쪽 척추 기립근의 밸런스가 깨져서 오른쪽 척추 기립근이 더 강한 상태라고 가정해 보고, A라는 사람이 왼편에 거울이 있는 Lat Pull Down(위에서 아래로 바를 내리는 동작. 사진 12 참고) 기구를 활용하여 운동하고자 한다고 가정하여 봅시다.

이때, A라는 사람은 운동을 할 때 왼쪽 척추 기립근의 힘을 더 쓰려고 집중하며 운동을 해야 하는데 왼편의 거울을 봄으로 인해 상체가 왼편으로 회전할 것입니다. 그럼 기존에 강했던 오른쪽 척추 기립근은 몸통의 회전을 막기 위해 최대의 힘을 쓸 것이고, 왼쪽 척추 기립근 힘을 키우는 훈련의 집중도가 떨어지게 될 수밖에 없습니다.

의료비 절감을 위한 셀프 운동 꿀 Tip

조금 복잡해 보일 수 있어 단순하게 말하자면, 필자는 여러분에게 본 책을 통하여 각자 약한 부분의 힘을 키우라고 말하며, 그 힘을 키울 때는 거울을 보는 습관이 아닌 해당 부분의 힘을 쓰는 데에 느낌을 집중하며 운동하는 습관을 권장해 드리는 것입니다. 정 자신의 자세를 보고 싶고 확인하고 싶다면 다음 챕터에 나오는 '남의 눈과 손 빌리기' 또는 '영상 촬영해보기' 등의 방법을 활용하는 것을 시도해 보십시오.

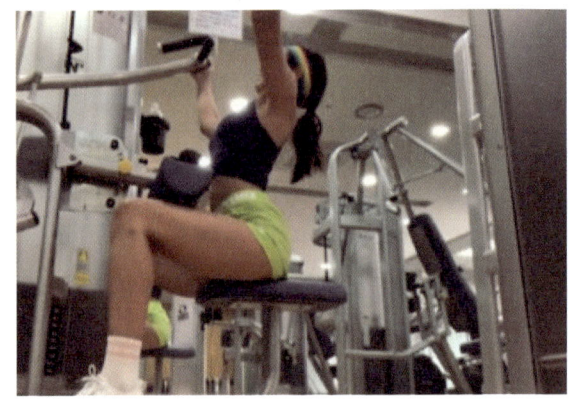

[사진12]

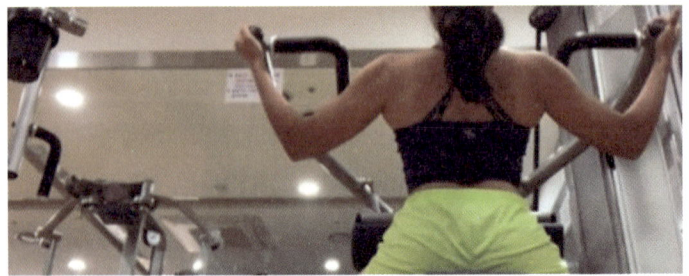

의료비 절감을 위한 셀프 운동 꿀 Tip

5-2. 이렇게, 나의 운동하는 모습 확인하세요

여러분이 적절히 운동을 잘하고 있는지 확인하려면, 세트마다 영상을 처음에는 모두 찍어 보라고 권하고 싶습니다. 머리로는 이해해서 내가 잘했을 것으로 생각하겠지만, 실제로는 정확하게 자세를 잡지 못하고 운동을 진행한 경우가 많기 때문입니다.

이는 초보자뿐 아니라 상급자에게도 해당되는 내용입니다. 상급자라고하여 모든 운동을 완벽하게 해낼 수는 없습니다. 보통 정말 운동을 잘했다는 것은 운동 시 내가 수축을 목표하는 (이하 타겟하는) 근육이 잘 수축되고 잘 이완되는지 눈을 감고 집중하여 운동할 수 있는 수준에 도달하였다는 것을 말하는데, 필자는 이 수준에 있어서도 '좌우 밸런스를 인지하여 정확하게 동원되는 모든 근육을 수축하고 이완해 냈는가'를 생각했을 때 극소수의 상급자 외에는 완벽하게 해낼 수 있는 상급자는 극히 드물다고 생각합니다.

즉, 초보자라면 '정확한 운동 동작의 인지'를 확인하기 위해. 중급자라면 '정확한 타깃 근육의 활용도 인지'를 위해. 그리고 상급자라면 '좌우 밸런스의 불균형 없이 정확한 타깃 근육의 활용도 인지'를 위해 초반 운동 진행 시, 세트마다 꼭 영상을 찍어 확인 후 운동을 이어 나아가는 것을 권장해 드립니다.

시간을 많이 투자해야겠지만, 영상을 세트마다 찍어서, 내가 목표하는 근육의 수축 이완이 잘 이루어지고 있는지, 좌우 밸런스는 맞는지, 근육이 동원되는 방향성이나 순서가 올바른지 등등 확인하며 다음 세트로 넘어가 운동을 수행하는 사람과, 감으로만 알고 세트 수를 채워 나가는 사람은 결과적으로 분명히 근육 성장의 효과에서 차이가 있을 것이라고 필자는 생각합니다.

의료비 절감을 위한 셀프 운동 꿀 Tip

　빨리 정확하게 할 수 있다면 몰라도 정확하게 할 수 없다면, 나중에 잘못 되었음을 인지하고 다시 시간을 투자하여 두 배로 노력할 수 있습니다. 부디 이 글을 읽으시는 모든 독자분들은 처음부터 시간을 조금 더 투자하더라도, 정확하게 운동하며 시행착오 없이 목표점에 도달하실 수 있기를 바랍니다.

김○○님

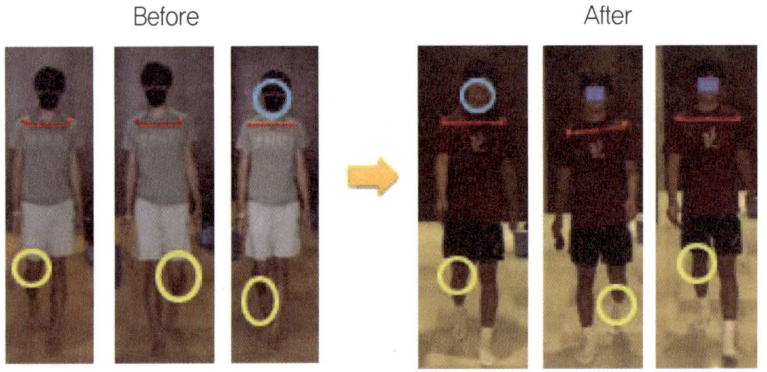

[사진13] 영상 촬영하며 올바른 운동하기 실천한 회원님의 B&F

-Before
: 무릎이 안쪽으로 돌아오며, 걸을 때 발의 안장 모양이 심하게 나옴

-After
: 무릎이 정면을 보며, 걸을 때 안장 모양이 확실히 교정됨

의료비 절감을 위한 셀프 운동 꿀 Tip

5-3. 막대기 활용하기

 필자는 본 책에서 여러분에게 지속적으로 운동 시 '좌우 밸런스 맞추기'
그리고 '약한 근육 훈련하기'의 중요성을 이야기해 드리고 있습니다. 그런데 이러한 '좌우 밸런스 맞추기' 그리고 '약한 근육 훈련하기'의 운동을 혼자서 하기에는 어려움이 많으실 것이라 생각합니다. '내가 운동을 할 때 제대로 약한 근육을 사용하고 있는지', '좌우 균형은 틀어지지 않는지' 등등 혼자서 운동 시 어려운 순간들이 많을 것을 알기에, 전 챕터에서 필자는 여러분에게 세트 중간에 '동영상 찍기' 방법을 활용해 보시는 것을 권장해 드렸고, 이번 챕터에서는 '막대기 활용하기'법을 소개해 드리고자 합니다.

 '막대기 활용하기' 방법은 '동영상 찍기' 방법보단 조금 제한적으로 한정된 동작에서 사용할 수 있습니다. 물론, 여러 가능한 동작에서 여러 운동을 더 다양하게 접목한다면 다양한 방법이 나올 수 있지만, 필자가 현재까지 '막대기 활용법'의 사용도가 높았던 세 가지 동작을 매트에서 한 동작 그리고 스탠딩 동작에서 두 동작으로 정리하여, 본 책에서 예시로 알려드리고자 합니다.

 첫 번째 동작은 매트에서 브릿지 동작을 할 때 사용할 수 있습니다. 브릿지 동작은 하늘 보고 양 무릎을 접고, 양발을 어깨너비로 벌린 후 엉덩이를 들어 올리는 동작입니다. [사진 14 참고] 이 동작은 단순하게 엉덩이를 들어 올리는 동작이라고 생각되실 수 있지만, 매트에서 할 수 있는 가장 기초적이지만 중요한, 양발로 바닥을 밀어내는 좌우 균형적인 움직임 복합체입니다. 이때, 막대기를 골반을 가로질러 놓고 동작을 한다면, 단번에 엉덩이를 들어 올릴 때 오른쪽 엉덩이를 더 높게 드는지, 왼쪽 엉덩이를 더 높게 드는지 알 수 있으실 것입니다. 즉, 막대기를 사용하여 좌우 엉덩이를 동일한 높이로 드는 훈련을 할 수 있으며 이는, 좌우 균형 잡힌 골반 움직임을 만드는 데에 도움을 줄 뿐만 아니라, 허리 통증 예방 및 바른 허리 근육 힘 형성에 도움을 줄 수 있습니다.

의료비 절감을 위한 셀프 운동 꿀 Tip

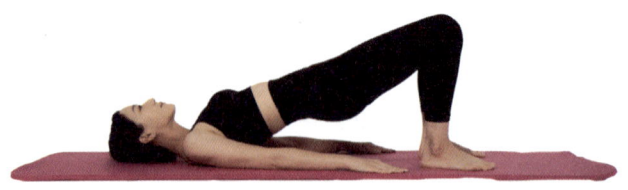

[사진14]

1. 양 무릎을 접고, 양발을 어깨너비로 벌려 놓고, 하늘을 보고 눕는다.
2. 양 골반 위에 가로질러 막대기를 놓고, 양손으로 살짝 위치를 고정한다.
3. 양발 끝이 살짝 바깥을 향하는 팔자 혹은 11자인지 확인 후, 엉덩이를 천천히 들어 올린다.
4. 이때, 무릎의 위치가 양발 끝과 일직선 위에 있는지 확인하며, 막대기의 높이가 틀어져 있는지 확인한다.
5. 호흡은 엉덩이를 들어 올릴 때 내쉬고, 제자리로 돌아올 때 마신다.

두 번째 동작은 스탠딩 자세에서 힙 힌지(Hip hinge) 자세를 연습할 때 사용할 수 있습니다. 힙 힌지(Hip hinge) 자세를 쉽게 설명하자면, 골반을 접어 상체를 숙이는 자세이며[사진15 참고], 이 자세는 데드리프트, 스쿼트, 벤트오버바벨로우 등 대표적인 웨이트 트레이닝(weight training)을 수행할 때 기본적으로 유지해야 하는 자세입니다. 즉, 웨이트 트레이닝을 할 때는 요추의 정상 아치 만들기는 기초이며, 정상 흉&요추 라인 유지하는 코어 힘이 필수인데, 바로 힙힌지(Hip hinge)자세가 기본적인 정상 요추 아치 만들기와 정상 흉&요추 라인 유지하는 코어 힘 키우는 데에 좋은 방법이라고 이해하시면 좋을 것 같습니다. 해당 자세를 막대기를 활용하여 아래와 같은 방법으로 하면 곧바로 오른손이 위로 갔을 때와 왼손이 위로 갔을 때 차이점 그리고 상체를 숙였을 때 흉&요추 라인의 부재를 확인할 수 있습니다. 즉, 힙 힌지(Hip hinge) 자세를 막대기를 활용하여 연습하면, 좌&우 불균형한 어깨 가동범위 혹은 흉&요추부의 올바른 라인을 만드는 데에 기준 좌표가 생겨, 이후 올바른 자세 연습이 손쉽게 되고, 이를 통해 부상 없이 웨이트 트레이닝을 하는 데에 도움을 받으실 수 있을 것입니다.

의료비 절감을 위한 셀프 운동 꿀 Tip

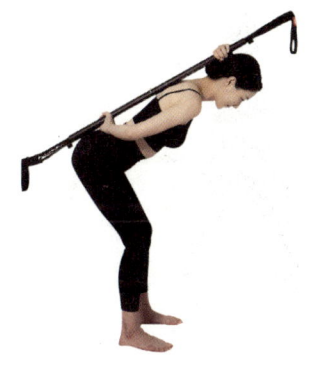

[사진15]

1. 양발을 어깨 너비만큼 벌려 바르게 선다.
2. 한 손은 머리 뒤통수, 한 손은 꼬리뼈 뒤에 가져가 막대기를 세로로 잡는다.
3. 머리 뒤통수와 등 그리고 꼬리뼈 부분에서 막대기가 떨어지지 않도록 복부 힘 유지하며 상체를 살짝 숙여준다.
4. 이때, 엉덩이를 살짝 뒤로 빼며 무릎을 조금 접어주어, '목과 허리' 부분은 막대기에서 떨어져 있고, '머리 뒤통수, 등, 그리고 꼬리뼈'는 막대기에 닿아 있는지 계속 확인한다.
5. 해당 자세를 양손을 위아래 위치 바꾸어 잡아 보고 다시 수행하여 본다.
6. 양손의 위치를 바꾸었을 때 움직임의 차이를 확인한다.

    세 번째 동작은 '벤트 오버 바벨 로우' 동작을 막대기를 가지고 하는 것입니다. '벤트 오버 바벨 로우' 동작은 앞서 수행한 힙 힌지(Hip hinge) 자세에서 양손을 정강이 앞에 떨어뜨려 막대기를 가로질러 잡은 후, 내쉬는 호흡에 배꼽 쪽으로 막대기를 당기는 동작입니다.[사진 16 참고] '벤트 오버 바벨 로우' 동작은 앞서 수행한 힙 힌지(Hip hinge) 자세에서 양손을 몸쪽으로 당기는 동작인 만큼, 힙 힌지(Hip hinge)자세가 완벽하게 잡힌 후 수행하는 것을 권장합니다.

의료비 절감을 위한 셀프 운동 꿀 Tip

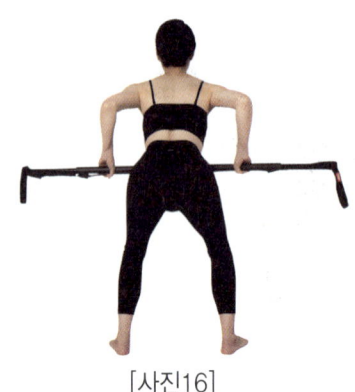

[사진16]

1. 양발을 어깨너비만큼 벌려 바르게 선다.
2. 양손을 어깨너비로 벌려 막대기를 허벅지 앞에 가로질러 놓고 잡는다.
3. 힙힌지 자세로 무릎을 살짝 굽혀 상체를 30도 정도 숙여준다. 이때, 막대기는 허벅지부터 정강이를 따라 쓸고 내려간다.
4. 내쉬는 호흡에 막대기를 배꼽 쪽으로 당기고, 마시는 호흡에 제자리로 돌아온다.
5. 동작하는 동안 턱은 최대한 들지 않고 가슴 쪽으로 살짝 당기어, 뒤통수가 등과 일직선 라인에 있도록 한다.
6. 막대기를 배꼽 쪽으로 당기고 제자리로 돌려놓는 동안, 한쪽으로 막대기가 쏠려 내려앉지 않는지 확인한다. (바른 등과 어깨 움직임에 집중하여 본다)

이때, 막대기가 한쪽으로 쏠려 당겨지지는 않는지를 확인하며, 좌우 어깨 높이를 비교했을 때 한쪽이 올라가지는 않는지, 좌우 등과 허리 근육 중 한쪽을 더 사용하지 않았는지 확인할 수 있습니다. [사진 17 참고] 즉, 이는 좌&우 불균형 된 골반의 안정성, 어깨 가동성 그리고 몸통의 회전력을 확인하여, 좌&우 밸런스 맞춰진 어깨, 골반, 몸통의 움직임을 만드는 데에 기준 좌표를 만들어 주고, 이후 올바른 자세 연습을 통해 부상 없이 웨이트 트레이닝을 하는 데에 도움을 줄 것입니다.

의료비 절감을 위한 셀프 운동 꿀 Tip

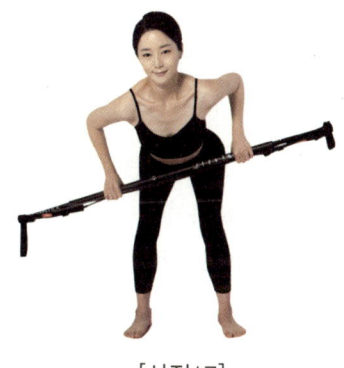

[사진17]

필자의 경우, 막대기 활용법이 동영상 찍기 방법보다 조금 더 꼼꼼하게 움직임에 집중하는 것을 도와준다고 생각하여, 동영상 찍기 방법을 먼저 선행 후, 그 뒤로도 자세가 틀어지거나 약한 근육에 집중하는 것이 어렵다면, 다음 막대기 활용법으로 넘어가는 것을 권장합니다. 그러나 사실 이 부분에 대해서는 사람마다 선호하는 방법이 다를 수 있고, 쉽게 인지되는 방법이 다를 수 있기 때문에, 두 방법을 동시에 사용하셔도 좋고, 막대기 활용법을 먼저 시도해 보신 후, 동영상 찍기 방법을 시도하셔도 좋습니다.

의료비 절감을 위한 셀프 운동 꿀 Tip

5-4. 요가블럭 활용하기

"혼자 운동할 때 내가 제대로 하는 건가?" 잘 몰라서 거울을 보거나 남에게 봐달라고 하는 경우가 많죠. 막대기 활용하기 방법에서도 설명드렸듯이, 남이 봐주면 제일 좋겠지만, 해당 부분이 어려울 때는 혼자 최대한 정확한 방법으로 운동하는 방법을 알고 있어야 할 것입니다. '혼자 최대한 정확한 방법으로 운동하는 방법'중 하나로 이번 챕터에서는 '요가블럭' 활용하는 방법을 알려드리고자 합니다. 요가블럭은 네모난 가벼운 직사각형의 박스인데요, 따로 구매 안 하고 택배 박스를 다시 활용하셔도 좋습니다.

1. 요가블럭 활용하여, 정상 요추 모양 유지하며 흉추 움직임 만드는 훈련

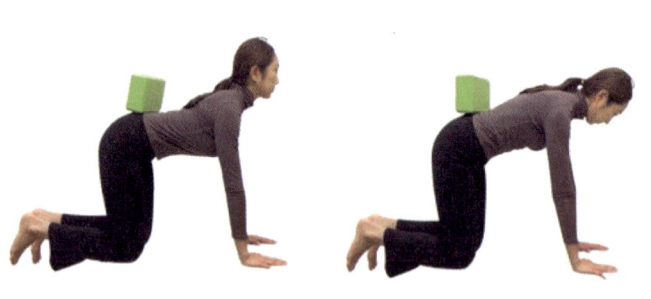

[동작 설명]
1. 네발기어가기 자세에서 운동을 준비한다.
2. 엉치뼈 위에 요가블럭을 가로로 세워 놓는다.
3. 요가블럭이 떨어지지 않도록 복부 힘 유지하며, 소고양이 자세 운동을 반복한다.

* 소고양이 자세: 마시는 숨에 정면 혹은 하늘 보고 양 날개뼈 서로 가까워 지며 배가 바닥쪽으로 가까워 진다. 내쉬는 숨에 배꼽 보며 양 날개뼈 서로 멀어지고 등이 하늘과 가까워 진다.

의료비 절감을 위한 셀프 운동 꿀 Tip

2. 요가블럭 활용하여, 균형잡힌 코어 힘 키우는 훈련 (노말 플랭크)

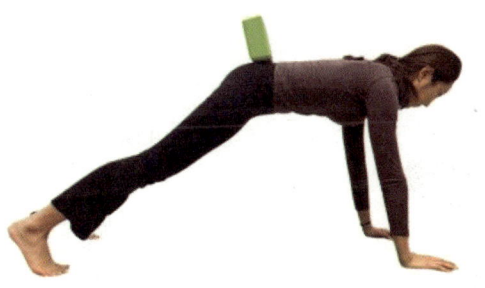

[동작 설명]
1. 네발기어가기 자세에서 운동을 준비한다.
2. 엉치뼈 위에 요가블럭을 가로로 세워 놓는다.
3. 요가블럭이 떨어지지 않도록 복부 힘 유지하며, 플랭크 자세를 유지한다.

* 노말 플랭크 자세: 양 팔꿈치 90도 접어 바닥에 손바닥부터 팔꿈치 까지 위치시키고, 양 다리 어깨너비로 벌려 발 끝 세워, 머리 뒤통수 부터 발 뒤꿈치까지 일직선 상에 유지 되도록하며, 바닥미는 갈비뼈 앞쪽 상복부 힘과 정상 요추라인을 유지하는 하복부 힘을 인지하는 자세.

의료비 절감을 위한 셀프 운동 꿀 Tip

3. 요가블럭 활용하여, 균형잡힌 코어 힘쓰며 팔다리 움직이는 훈련

1) 플랭크 자세에서 한다리 들기

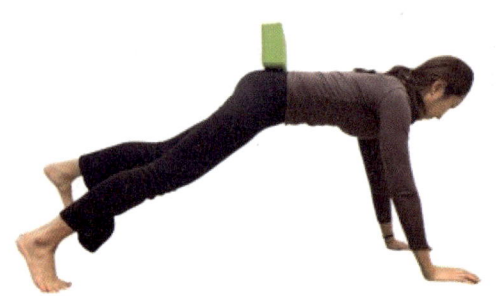

[동작 설명]
1. 네발기어가기 자세에서 운동을 준비한다.
2. 엉치뼈 위에 요가블럭을 가로로 세워 놓는다.
3. 요가블럭이 떨어지지 않도록 복부 힘 유지하며, 한다리 들어 플랭크 자세를 유지한다.

1) 플랭크 자세에서 한팔들기

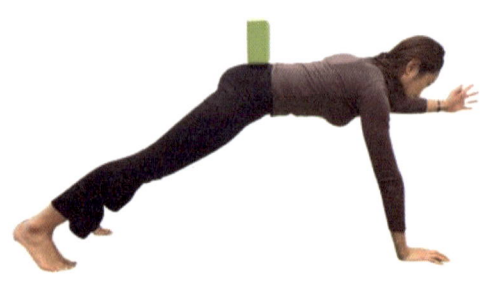

[동작 설명]
1. 네발기어가기 자세에서 운동을 준비한다.
2. 엉치뼈 위에 요가블럭을 가로로 세워 놓는다.
3 요가블럭이 떨어지지 않도록 복부 힘 유지하며, 한 팔 앞으로 들어 플랭크 자세를 유지한다.

의료비 절감을 위한 셀프 운동 꿀 Tip

4. 요가블럭 활용하여, 균형잡힌 코어 힘쓰며 골반 접는 힘 키우기 (바른 보행에 도움)

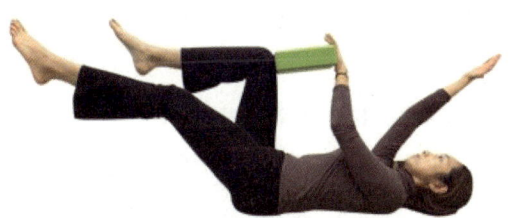

[동작 설명]
1. 하늘 보고 누워서 양 다리 90도 접어 무릎이 골반 위에 위치하도록 들어 올린다.
2. 양 다리는 어깨너비로 간격을 유지한다.
3. 한쪽 허벅지 위에 세로로 요가블럭을 위치 시킨다.
4. 요가블럭과 맞 닿은 허벅지와 반대 손으로 요가블럭을 잡는다.
5. 요가블럭을 중점으로 허벅지는 내 몸쪽으로 당기는 힘, 손은 허벅지의 힘을 저지하는 힘을 유지한다.

5. 요가블럭 활용하여, 균형잡힌 코어 힘쓰며 양팔 드는 힘 키우기 (발란스 기능 포함)

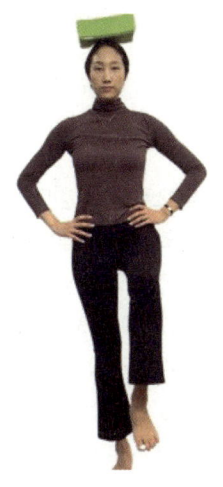

[동작 설명]
1. 요가블럭의 넓은 면이 머리 위에 위치하도록 한다.
2. 양 다리 어깨너비로 벌려 바르게 선 자세를 유지한다.
3. 복부와 엉덩이 힘을 유지하며 만세와 차렷자세를 한팔씩 번갈아 한다.

돈 벌 생각말고 아낄 생각 어떠세요?

의료비 절감을 위한 셀프 운동 꿀 Tip

5-5. 골반 균형 셀프로 맞추는 스트레칭법

필자는 결국 운동 후 아프면 안 된다가 이 책의 핵심이라고 생각합니다. 운동을 했는데 골반에서 소리가 난다던가, 운동을 하고 허리가 아프다던가, 운동을 하고 어깨에서 소리가 난다던가 등 이러한 현상이 나타나신다면, 운동하며 골반이 틀어지거나 정상 흉&요추라인이 깨졌거나, 허리 근육 등 한쪽 근육이 과하게 사용된 경우입니다. 아무쪼록 인간은 완벽할 수 없고, 우리가 혼자 운동한다면 더더욱 혼자 완벽하게 동작을 수행해 내지 못할 확률이 큰 만큼, 운동 후에 골반을 재정렬하고, 흉&요추를 정상 라인으로 재정렬하며 어깨 관절 균형을 확인하는 작업은 필수라고 생각합니다. 이때 사람마다 생각이 다르겠지만, 필자는 척추가 골반과 이어지고, 흉&요추에 틀어짐은 어깨 관절 균형을 깨뜨릴 수 있다고 생각하여, 골반 균형은 모든 균형에 기반이라고 생각합니다. 이에, 이번 챕터에서는 혼자 운동하며 마지막에 꼭 하시면 좋을 '골반 균형 셀프로 맞추는 스트레칭법'에 대하여 알려드리겠습니다.

1. 양쪽 좌골 높이 차이 알아보며 나비자세 하기

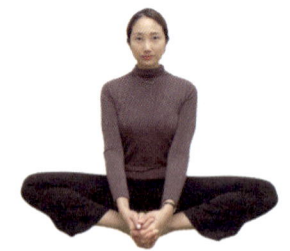

[동작 설명]
1. 네발기어가기 자세에서 운동을 준비한다.
2. 엉치뼈 위에 요가블럭을 가로로 세워 놓는다.
3. 요가블럭이 떨어지지 않도록 복부 힘 유지하며, 소고양이 자세 운동을 반복한다.

2. 한쪽 다리만 펴서 허벅지 안쪽 스트레칭 하기

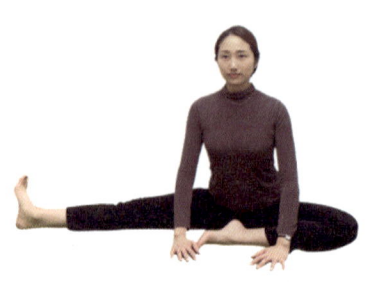

[동작 설명]
1. 한다리는 옆으로 펴서, 한다리는 내 몸 앞쪽에 접어 무릎을 바깥으로 벌려 바닥에 앉는다.
2. 내 몸 앞쪽에 접어 놓은 발이 내 몸 정 중앙에 위치하도록 한다.
3. 옆으로 펼친 다리의 발꿈치와 접은 다리의 무릎의 위치가 내 몸 앞쪽에 가로로 그은 일직선 상에 위치하도록 한다.
4. 허리가 앞으로 살짝 들어가도록 바르게 상체를 펴, 허벅지 안쪽의 근육이 스트레칭 되는 지점까지 상체를 바닥쪽으로 가깝게 가져간다.

의료비 절감을 위한 셀프 운동 꿀 Tip

3. 양쪽 다리 펴서 허벅지 안쪽 스트레칭 하기

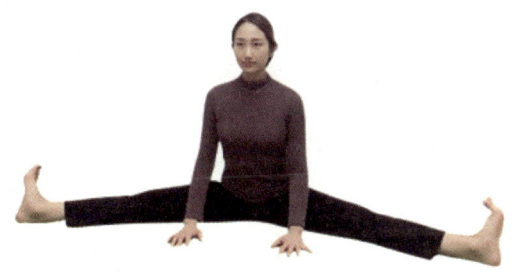

[동작 설명]
1. 바닥에 앉아 양 다리를 좌우로 넓게 벌려준다.
2. 양 발 꿈치가 몸 앞에 가로로 일직선 상에 있도록 한다.
3. 허리가 앞으로 살짝 들어가도록 바르게 상체를 펴, 허벅지 안쪽의 근육이 스트레칭 되는 지점까지 상체를 바닥쪽으로 가깝게 가져간다.

4. 양쪽 무릎 포개어 허벅지 바깥면 및 엉덩이 바깥면 스트레칭 하기

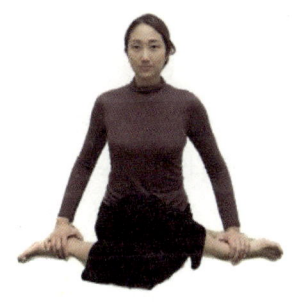

[동작 설명]
1. 바닥에 앉아 양 무릎을 포갠다.
2. 양 무릎이 내 몸 앞에 세로로 그은 일직선상에 위치하도록 한다.
3. 양 발 뒤꿈치가 좌우로 내 몸 앞에 가로로 그은 일직선상에 위치하도록 한다.
4. 양양 무릎의 위치를 바꾸어 반복한다.

5. 양쪽 고관절 앞쪽 스트체칭하기

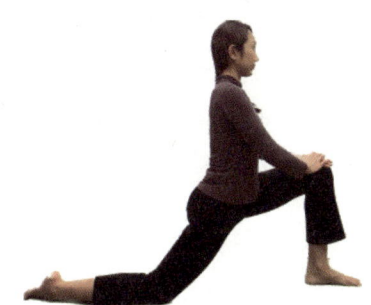

[동작 설명]
1. 한 무릎 세워 바닥에 앉는다.
2. 엉덩이를 살짝 앞으로 밀어주며 고관절 앞쪽 부분을 스트레칭한다.
3 이때 앞쪽 무릎이 발끝보다 앞으로 나가지 않도록 한다.

* 좌우 비교하여 더 타이트한 쪽을 한두번 더 해주기

돈 벌 생각말고 아낄 생각 어떠세요?

의료비 절감을 위한 셀프 운동 꿀 Tip

5-6. 건강한 어깨 만드는 셀프 운동법과 스트레칭법

척추 틀어짐을 고관절 균형 셀프로 맞추는 스트레칭으로 방어하셨다면, 이제 요추(허리)부터 흉추(등)를 따라 올라오며, 12번째 척추에서 붙어 나오는 갈비뼈로 연결되는 날개뼈 움직임 그리고 날개뼈 움직임에 많은 영향을 받는 어깨관절의 좌우 균형을 셀프로 맞추는 운동법과 스트레칭법에 대하여 아셔야 할 것입니다. 우리의 궁극적인 목표는 운동을 통한 의료비 절감인데, 골반만 맞추고 어깨에서 통증이 나온다면 안될 테니까요.

어깨 관절 균형을 맞추는 셀프 운동법에는 어깨 관절을 안정성 있게 사용할 수 있도록 돕는 가슴앞쪽근육, 등근육, 날개뼈 주변 근육, 코어 근육이 있습니다. 어떤 운동들이 있는지 자세히 알아볼까요?

1. 어깨 높이 동일하게 유지하며, 벽 밀기 운동법 (좌우 균등한 힘으로 밀기)

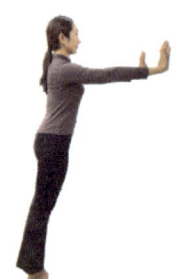

[동작 설명]
1. 벽에서 한발 뒤로 떨어져 벽을 마주보고 선다.
2. 양 팔을 살짝 나만 알정도로 굽혀 앞으로 나란히 한다.
3. 갈비뼈 앞쪽힘을 인지하며 양 손으로 벽을 지그시 민다.

2. 네발기어가기 자세 혹은 벽에 양손 놓고 양쪽 날개뼈 안쪽 사이공간을 좁게 만들었다가 넓게 만들기 운동법

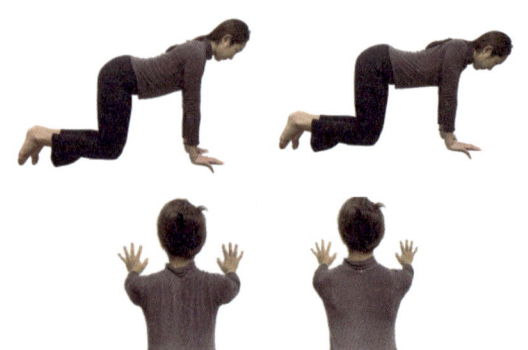

[동작 설명]
1. 네발기어가기 자세 혹은 양손 앞으로 나란히 하여 벽을 짚은 자세로 운동을 준비한다.
2. 마시는 숨에 천천히 양 날개뼈 모아 날개뼈 안쪽 근육 힘을 인식한다.
3. 내쉬는 숨에 천천히 양쪽 날개뼈를 서로 멀리 보내며 갈비뼈 앞쪽 힘을 인지한다.

의료비 절감을 위한 셀프 운동 꿀 Tip

3. 거울 보며 양 어깨와 손 높이가 동일하게 유지되는 것 확인하며, 양 손으로 작은 원그리기 운동법

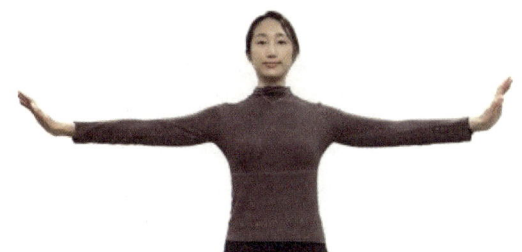

[동작 설명]
1. 양 팔벌려 나란히 자세로 선다.
2. 양 손등을 몸쪽으로 당기어 운동을 준비한다.
3. 손바닥으로 작은 원을 시계방향으로 10회, 반시계방향으로 10회 그린다.

4. 양쪽 어깨 모두 차렷자세에서 어깨 으쓱 하여 귀와 어깨가 가까워 졌다가 천천히 다시 차렷자세로 돌아오기 운동법

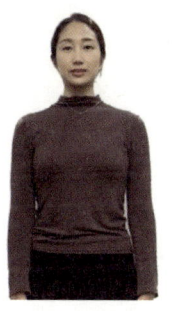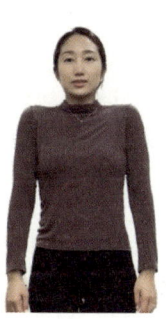

[동작 설명]
1. 차렷자세하여 운동을 준비한다.
2. 양 어깨를 귀와 가깝게 가져간다.
3. 천천히 양 어깨 귀와 멀어지며 제자리로 돌아온다.

의료비 절감을 위한 셀프 운동 꿀 Tip

5. 양손을 양 옆으로 천천히 벌려 천장위까지 올라갔다가 다시 차렷자세로 돌아오기 운동법

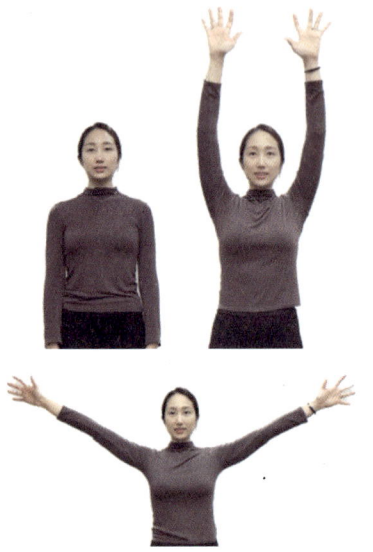

[동작 설명]
1. 차렷자세로 운동을 준비한다.
2. 양 팔을 내쉬는 숨에 천천히 양 옆으로 벌려 만세자세를 만들어 준다.
3. 양 팔을 마시는 숨에 천천히 내려 차렷자세로 돌아온다.

6. 팔꿈치 90도 접은 상태로 옆구리에 붙이고, 양손 바깥으로 밀기 운동법

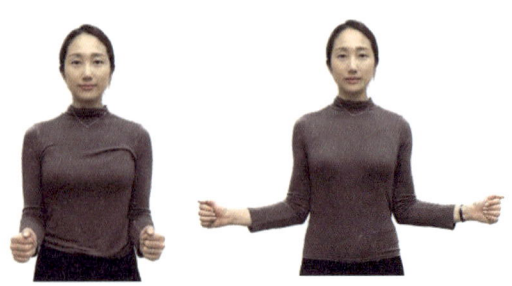

[동작 설명]
1. 양 팔을 90도 접어 팔꿈치를 옆구리에 붙인다.
2. 양 팔꿈치를 옆구리에 고정한 상태로 양 손등을 양 옆 밖으로 민다.
3. 양 어깨 뒷면에 힘이 들어가는 것을 인지한다.

의료비 절감을 위한 셀프 운동 꿀 Tip

7. 양손 합장하고 양 손바닥 서로 밀기 운동법

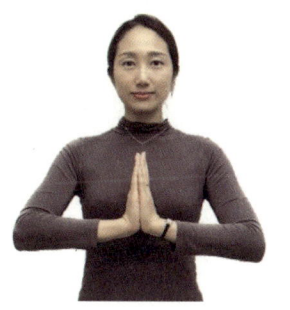

[동작 설명]
1. 차렷자세로 운동을 준비한다.
2. 양 손바닥을 모아 합장을 하고, 양 팔꿈치를 같은 높이에 맞춰 준다.
3. 호흡은 고르게 하며, 양 손바닥을 서로 밀어 힘을 유지한다.

8. 시계추 운동법

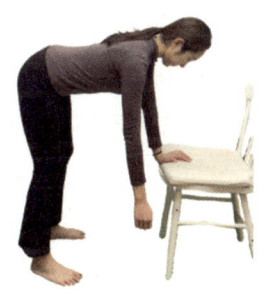 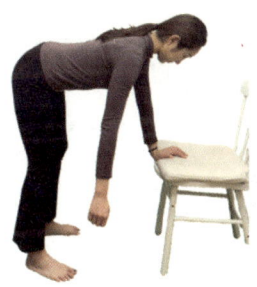

[동작 설명]
1. 한손은 의자 혹은 탁자에 올려 놓는다.
2. 다른 한손은 중력을 이용하여 바닥으로 떨어뜨린다.
3. 어깨에서 팔뼈가 중력에 의해 살짝 아래로 빠진다는 느낌이 들도록 어깨 주변 힘을 풀고, 손으로 작은 원을 시계방향으로 10회, 반 시계방향으로 10회 그린다.

돈 벌 생각말고 아낄 생각 어떠세요?

의료비 절감을 위한 셀프 운동 꿀 Tip

9. 양손 배영하듯이 위아래로 한손씩 올렸다 내리기 운동법

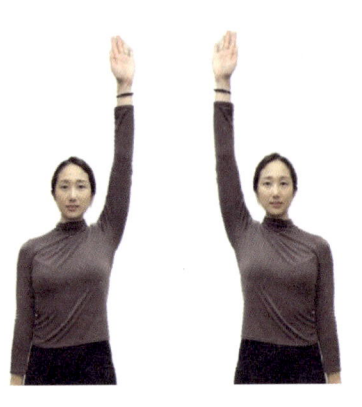

[동작 설명]
1. 차렷자세로 운동을 준비한다.
2. 한손은 차렷자세를 유지하고 다른 한손은 만세 자세로 만든다.
3. 양 팔 번갈아 움직인다.

10. 양 팔꿈치 90도 접어 양 어깨와가로로 일직선 상에 놓고 손등 위로 올렸다 내리기

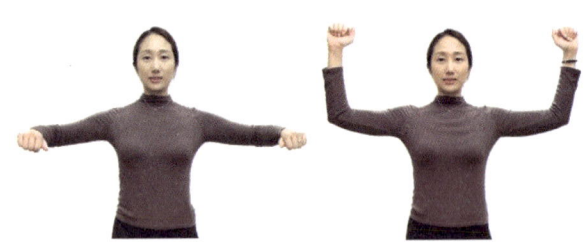

[동작 설명]
1. 양 팔을 90도 접는다.
2. 양 팔꿈치가 어깨 높이까지 오도록 한다.
3. 손을 귀쪽으로 가져갔다가 허벅지 앞쪽으로 가져온다.

의료비 절감을 위한 셀프 운동 꿀 Tip

5-7. 자가 이완 도구 활용법 꿀 Tip

1. 폼롤러

첫째. 폼롤러 소재부터 이야기해보겠습니다. 폼롤러에는 크게 EVA, EPP 소재가 있습니다. 보통 EVA 소재의 폼롤러는 말랑말랑하여 타이트한 근육 이완하는 초보자가 사용하기에 적합하고, EPP 소재의 폼롤러는 강도가 강하여 통증에 둔하신 분들과 강하게 이완해야 할 부분을 선별할 수 있는 이완 수행의 중급자 이상의 분들이 사용하기 적합합니다. 즉, 폼롤러는 하는 방법에 따라서도 강도 조절이 가능할 수 있지만, 소재에 따라 강도 조절도 가능합니다.

둘째. 폼롤러 종류에 관하여 이야기해 보겠습니다. 일반적인 폼롤러 가로 길이는 91cm이며 원통형입니다. 그런데 폼롤러를 구매하려고 보면 원통형이 아닌 반원형 또는 돌기형부터 길이가 45cm, 60cm 등 천차만별 여러 종류의 폼롤러가 등장합니다. 이때 어떤 것부터 구매해야 하고 어떤 용도로 각각의 폼롤러를 사용해야 할지 난감하실 수 있는데, 아주 간단히 사용법을 정리해드리겠습니다. 우선 반원 폼롤러입니다. 반원 폼롤러는 원형이라 수행하는 데에 있어 중심 잡기가 어려운 분들에게 아주 적합합니다. 즉, 초보자 혹은 노인분들에게 추천해드리고 싶습니다. 이번엔 돌기형 폼롤러입니다. 보기만 해도 아픈 돌기형 폼롤러는 EPP 소재의 폼롤러로도 자극이 잘 오지 않는 통증에 둔감한 분 또는 강하게 이완해야 할 부분을 선별하여 사용이 가능한 상급자 이상의 분들이 사용하기 적합합니다. 마지막으로 길이가 45cm, 60cm인 폼롤러입니다. 긴 91cm 폼롤러의 보관이 어려우신 분들, 출장이나 여행을 다닐 때 폼롤러를 가지고 다니고 싶으신 분들, 그리고 폼롤러 사용에 있어 중심 잡기가 수월한 중급 이상의 폼롤러 사용 숙련자들에게 45cm 혹은 60cm의 폼롤러 사용을 추천해드리고 싶습니다. 가로 길이가 길수록 움직일 공간이 넓어짐에 따라 폼롤러 사용은 편리해지며 초보자의 경우에는 보관만 가능하다면 91cm 폼롤러부터 사용하시고 이후, 폼롤러 이용에 숙달이 되신 분들만 45cm 혹은 60cm 길이의 폼롤러를 구매하시는 것이 좋습니다.

이처럼 폼롤러는 소재나 종류에 따라서도 강도 조절이 가능합니다. 이를 고려하여 개인의 컨디션에 맞춰 기구 활용 방법을 다르게 하며 폼롤러를 활용해 보시기를 권장합니다.

의료비 절감을 위한 셀프 운동 꿀 Tip

2. 릴리즈볼

릴리즈볼은 종류에 따라 이완 강도와 안정성이 달라 이로 인해 사용 강도 조절을 할 수 있습니다. 이에 먼저 종류를 살펴보고 그에 따른 이완 강도의 차이와 안정성의 차이를 알아보며 독자분들에게 릴리즈볼 활용 팁을 전달해 보겠습니다. 먼저 릴리즈 볼의 종류를 보면 크게 싱글볼, 더블(땅콩)볼, 돌기볼이 종류가 있습니다. 첫째, 릴리즈볼 종류에 따라 이완 강도를 알아보자면 더블(땅콩)볼이 몸에 닿는 부분이 두 군데로 체중이 나뉘어 실리는 만큼 가장 강도가 약하고, 싱글볼이 몸에 닿는 부분이 한 곳인 만큼 그 다음으로 약하며, 마지막으로 돌기볼이 몸에 닿는 부분이 한 곳이며, 돌기가 있는 만큼 몸에 닿는 면적이 적어 가장 이완 강도가 강합니다. 즉, 초보자는 더블(땅콩)볼부터 사용하며 차츰 싱글볼을 사용하는 것을 권장하며, 돌기볼 사용의 경우 활용 방법을 바꾸어 초보자 또는 중급자가 사용할 수 있지만, 되도록 숙련자가 사용하기를 권장합니다.

둘째, 릴리즈볼 종류에 따라 안정성을 알아보겠습니다. 기구 안정성의 경우 릴리즈볼이 몸에 닿은 지면에 크기에 따라 달라진다고 이해하면 좋을 것 같습니다. 먼저, 더블(땅콩)볼은 내 몸에 닿는 면적이 넓은 만큼 안정성이 높고 싱글볼일 경우 내 몸에 닿는 면적이 좁아져 안정성이 더블(땅콩)볼 보다 낮아집니다. 그리고 돌기볼의 경우 돌기의 합산 면적만큼만 내 몸에 닿기 때문에 싱글볼 보다도 더 내 몸에 닿는 면적이 좁아져 안정성이 제일 낮다고 할 수 있습니다. 즉, 초보자의 경우 수행하는 데에 있어 안정성이 높은 만큼 중심 잡기가 편한 더블(땅콩)볼 사용이 좋으며 점차 숙련자로 갈수록 싱글볼, 돌기볼 사용이 안전을 위해서도, 좋은 이완 효과를 위해서도 좋다고 생각합니다. (이완 효과가 좋기 위해서는 호흡을 편안하게 할 수 있어야 하는데, 너무 이완 강도가 높다면 호흡이 편안하게 안 됨에 따라 이완 효과가 떨어질 수 있음)

물론, 이완 방법을 달리 적용하면 초보자들도 돌기볼 및 싱글볼 사용이 가능하고, 이완 부위에 따라 숙련자들도 더블(땅콩)볼 사용이 피치 못할 때가 있습니다. 예를 들면 초보자분들 또한 발바닥 이완을 할 때, 의자에 앉아서 가볍게 돌기볼로 발바닥을 이완한다면 돌기볼 활용이 충분히 가능합니다. 또한, 숙련자분도 날개뼈 안쪽 면(견갑거근)을 이완할 때는 더블(땅콩)볼이 모양도

의료비 절감을 위한 셀프 운동 꿀 Tip

맞고 중심 잡기도 편리하여, 싱글볼 보다는 더블(땅콩)볼을 사용하게 됩니다. 즉, 릴리즈볼을 사용하실 때는 개인적 바디 컨디션에 따라 볼 종류를 선택하는 것이 좋으며 이것을 바탕으로 '타이트한 근육 이완하기'를 실천하기 전, 이완하고자 하는 부위에 어떤 릴리즈볼의 형태가 가장 알맞을지 방법 또한 찾아 적용하며 내 몸에 맞게 사용하는 것을 권장 드립니다.

의료비 절감을 위한 셀프 운동 꿀 Tip

3. 릴리즈파이프

　세 번째로 소개하는 릴리즈파이프는 아마 모든 분들에게 생소한 도구일 것입니다. 릴리즈파이프는 폼롤러와 릴리즈볼과 유사한 기능을 하며, 두 개의 돌기를 가지고 있는 자가 이완 도구입니다. 필자는 폼롤러로는 너무 접촉 면적이 넓어 정확하게 타겟팅 되지 않았던 부분 또는 릴리즈볼로는 너무 안정감이 떨어져 호흡과 함께 편하게 이완하지 못했던 부분을 릴리즈파이프로 이완해 주시는 것을 권장합니다. 실제로 필자 또한 틀어진 골반으로 허리 근육이 불균형하여 매번 운동 전후에 더 강한 쪽의 허리 근육을 풀어 주려고 폼롤러와 릴리즈볼을 활용하였는데, 폼롤러로는 접촉 면적이 너무 넓어 정확하게 강한 허리 근육을 타겟팅하지 못하고, 릴리즈볼은 좁고 동그란 면적 때문에 이완 시 안정된 몸 상태를 만들기 어려워 이완에 집중이 안 될 때 이 기구에 도움을 받았습니다. 릴리즈파이프를 사용하면 돌기로 강화된 허리 근육을 이완하는 데에 타겟팅도 잘되고, 기구의 안정된 모양으로 이완에 집중할 수 있습니다. 이에, 저는 보다 정확하고 강한 근육 이완과 안정감 있는 이완을 희망하시는 경우, 릴리즈파이프를 활용하시기를 권장해 드리며, 개인적인 사견으로 폼롤러와 릴리즈볼로 정확한 타겟팅 혹은 이완 시 안정감을 주기 어려운 부분인 뒷목 근육, 가슴 및 어깨 앞&뒤쪽 근육, 허리 근육, 엉덩이 근육, 그리고 발바닥&손바닥 근육 이완 시에 릴리즈파이프 사용을 권장합니다.

　(릴리즈파이프가 생소한 도구인 만큼 자세한 사용법은 '릴리즈파이프 사용법' 책을 참고하시기를 권장 드립니다.)

　실제로 필자의 회원님들 중에는 약간의 측만증을 앓고 있어 허리 근육이 불균형하신 분들이 많으신데, 릴리즈파이프로 많은 불균형을 해소하시고 불균형으로 인해 발생되는 통증 감소 효과를 보신 분들이 많습니다. 만약 독자분들께서도 약간의 측만증을 앓고 계신다거나, 허리 근육의 불균형으로 어깨, 허리, 골반 무릎 등 관절에 통증을 가지고 계신다면, 릴리즈파이프를 통해 기본적인 바디 컨디셔닝을 하셔도 좋을 것 같아 필자는 릴리즈파이프가 생소한 도구이지만 적극 추천해드리는 바입니다.

의료비 절감을 위한 셀프 운동 꿀 Tip

〈릴리즈파이프 사용 Before & After 사진〉

이○○님

Before
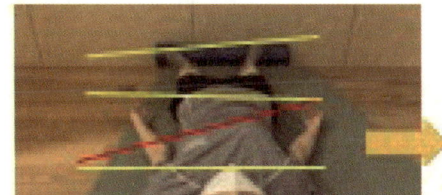

After
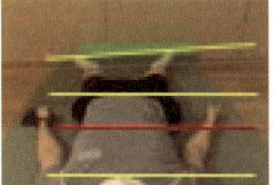

김○○님

Before
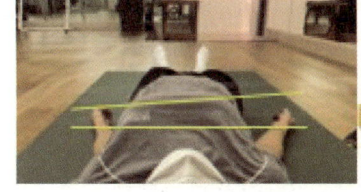

After
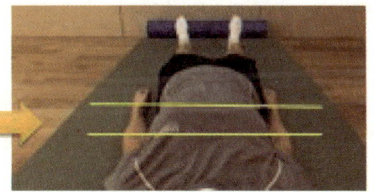

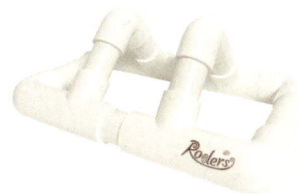
릴리즈파이프 ver 1

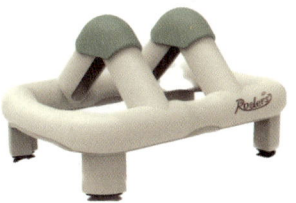
릴리즈파이프 ver 2

〈릴리즈파이프 제품 사진〉

의료비 절감을 위한 셀프 운동 꿀 Tip

위 세 가지 자가 이완 도구 사용 방법은 아래와 같습니다.

☞ 10초씩 지그시 호흡과 함께 타이트한 근육 부분을 3~5번 눌러준다.
☞ 타이트한 근육 부분 중에서 가장 타이트한 부분을 2~3번 더 호흡과 함께 지그시 10초 동안 눌러주며 이완한다.
☞ 이후, 어느 정도 이완이 되었다면, 폼롤러와 릴리즈볼을 활용 시에는 타이트한 근육 주변을 10회 정도 위아래 혹은 양옆으로 롤링, 릴리즈파이프를 활용 시에는 몸통 및 머리와 다리를 좌우 롤링하며 주변 부분 또한 이완한다. (3~5번 반복)

모든 자가이완도구를 사용시에는 자신의 컨디션에 맞추어 강도를 조절하며 사용하는 것이 좋습니다. 모든 것은 과유불급이라는 것을 잊지 마세요. 오래 하거나 많이 하여 근육을 너무 이완시키는 것 또한 근육이 수축하는 데에 방해가 됩니다.

그럼, 위의 '자가 이완 도구 활용 꿀Tip'이 스트레칭 외에도 '타이트한 근육 이완하기' 방법을 실천하고 싶은 분들에게 도움이 되길 바라며, 모두 본 운동을 하기 전에는 적절한 '타이트한 근육 이완하기', 본 운동 후에는 충분한 '타이트한 근육 이완하기'를 하며, 최대한 근육들이 조화롭게 기능을 발휘할 수 있는 상태를 만들어 안전한 운동을 할 수 있기를 바랍니다.

감사의 말

2021년에 '당신의 운동법은 안녕하십니까?'책을 펴낼 때, 바로 다음 해인 2022년 오늘날 이렇게 '미래 의료비 지출을 절약하기 위한 운동법'에 대하여 다시 책을 펴낼 줄은 상상도 못했습니다. 온라인클라스 개설관련 문의를 받고 온라인 상에 인기 강좌를 살펴보았습니다. '부업으로 이것만한것 없다.' 강좌가 정말 다양하게 많더라고요. 온라인 스토어 사업부터 경매방법, 인플루언서가 되는 방법 등등. 저는 인기강좌 리스트에서 사람이 여러 수단과 방법을 통해 돈을 벌고 싶어하는 마음을 볼 수 있었습니다. 예전보다 근로시간도 노동법으로 줄고, 기본급여는 높아지며, 휴식시간이 보장되는 요즘은 많은 사람들이 본인의 시간을 더 자유롭게 쓸 수 있게 만들어주고, 많은 창구를 통해 수입을 창출할 수 있는 기회가 생긴것 같습니다.

그런데, 문득 그런 생각이 들더라구요. '프랑스에서는 한 끼 식사를 해도 3시간을 사용하며 여유롭게 산다는데, 우리나라 사람들은 왜이렇게 아옹다옹하며 바쁘게 바쁘게 살까?' 그리고 '미국에서는 비싼 병원비 때문에 병원가려면 정말 큰 맘먹고 가야 한다는데 우리나라 사람들은 의료에 접근성이 참 좋은 것 같다.' 두 가지 생각을 합치면, '우리는 다른 나라 사람들 보다 열심히 살며 몸을 학대하고, 아프면 다른 나라 사람들 보다 쉽게 병원비를 지출하는 것 같다.' 라는 결론이 나더라구요.

즉, 열심히 살아갈 생각 그리고 돈 벌 생각만 하지, 안 아플 생각은 아프기 전엔 절대 안 하는 사람들의 집단이 우리나라 사람들인 것 같단 생각이 들었습니다. 운동 전공자로써 운동이 얼마나 의료비 지출 감소에 영향을 줄지 예상할 수 있는 만큼, 사람들에게 하루빨리 아프기 전에 운동으로 의료비 지출 감소를 계획하는 것도 돈 버는 한 가지 현명한 방법이 될 수 있다고 알려주고 싶었습니다.

내용이 어찌 보면 '당신의 운동법은 안녕하십니까?' 책과 유사할 수 있습니다. 제가 대중에게 말하고 싶은 말은 항상 '건강하기 위해 건강하게 운동하자'로 같으니까요. 본 책 내용이 '당신의 운동법은 안녕하십니까?' 내용을 기반으로 더 자세한 운동법과 의료비 관련 이야기가 적혀 있지만, 아무쪼록 제 석사 논문이 스마트 기기를 활용해서 신체활동을 장려했을 때 얼만큼 의료비 지출을 감소시킬 수

감사의 말

있는지에 관한 내용이었듯이, 그리고 대학원을 처음 진학할 때도 '많은 사람들이 건강해 지는 방법'을 연구하고 싶어 진학했듯이, 본 책을 통해서 많은 분들이 운동을 통해 건강하게 그리고 의료비 절약까지 할 수 있길 바라는 마음으로 본 책을 지필 하였습니다.

저는 가는 길이 맞다면 꾸준히 성실히 했을때 빠른 성공은 보장하지 못해도 언젠간 꼭 성공할 수 있다고 믿습니다. 여러분도 꾸준히 본 책의 운동법과 스트레칭법들을 실천해 나가며, 건강을 지키는데에 성공하실 수 있다고 믿고 꼭 의료비 절약에 성공하시기를 바랍니다!

제가 본 책을 집필할 수 있도록 불을 밝혀주신 클래스101 김용우 파트장님과 더불어 많은 담당 피디님들, 그리고 본 책 집필 작업을 함께 해준 안성민, 이승연 선생님과 좋은 출판 기회를 마련해 주신 백형진 교수님 마지막으로 후배의 길을 항상 응원해 주시는 이상길, 심규화, 최동훈, 김명길, 박정식, 이승현, 김일환, 민경옥, 이현수 선배님께 감사의 마음을 전합니다.

2022. 12. 13 첫눈이 내리던 겨울날